Cuisine Équilibrée

Savourez la Vie avec des Recettes Faibles en Glucides

Claire Lambert

Résumé

Introduction 7
   Délicieuse saucisse rôtie 10
   Saucisse Et Chou Au Four 12
   Saucisse Aux Tomates Et Fromage 14
   Délicieuse salade de saucisses 16
   Délicieuse soupe aux saucisses et aux poivrons 19
   Soupe italienne aux saucisses 21
   Incroyable crème de brocoli et chou-fleur 23
   Ragoût de brocoli 25
   Soupe de cresson incroyable 27
   Délicieuse soupe aux choux chinois 29
   Sauté de bok choy 31
   Crème de céleri 33
   Délicieuse soupe de céleri 35
   Ragoût de céleri incroyable 38
   Soupe aux épinards 40
   Délicieux sauté à la moutarde verte 42
   Savoureux chou vert et jambon 44
   Soupe spéciale de blettes 49
   Crème De Tomates Rôties 51
   Soupe d'aubergines 53
   Ragoût d'aubergines 55
   Soupe aux poivrons rôtis 57
   Délicieuse soupe aux choux 59
   Truffes au chocolat 61
   De délicieux beignets 63
   Bombes au chocolat 65
   Dessert à la gelée incroyable 68
   gâteau aux fraises 70
   Délicieux Gâteau Au Chocolat 72
   Délicieux cheesecakes 75
   Dessert framboise et noix de coco 77

- Délicieuses coupes de chocolat 80
- Fudge simple au beurre de cacahuète 82
- Mousse au citron 84
- Glace à la vanille 85
- Carrés au cheesecake 88
- Brownies savoureux 90
- Pudding au chocolat 92
- Parfaits à la vanille 94
- Pudding à l'avocat simple 97
- Délice à la Menthe 98
- Pudding à la noix de coco incroyable 100
- Pouding spécial 102
- Biscuits nappés chocolat noir 105
- Dessert spécial 107
- Des scones savoureux 109
- Délicieux Biscuits Au Chocolat 111
- Tasses à tacos 114
- Savoureux nems au poulet et aux œufs 116
- Chips au fromage Halloumi 118
- Chips de jalapeño 119
- Délicieuses coupes de concombre 122
- Salade de caviar 124
- Brochettes marinées 126
- Rouleaux de courgettes simples 128
- Craquelins verts simples 130
- Terrine de Pesto et Fromage 132
- Sauce avocat 134
- De délicieuses chips aux œufs 136
- Chips de chili et de lime 138
- sauce aux artichauts 141

Recettes de poisson et fruits de mer cétogènes 143
- Galette de poisson spéciale 144
- Délicieux poisson au four 148
- Tilapia incroyable 150
- Truite incroyable et sauce spéciale 152
- Merveilleuse sauce à la truite et au beurre clarifié 155

Saumon Rôti	157
Délicieuses boulettes de saumon	159
Saumon à la sauce aux câpres	162
Huîtres grillées simples	164
Flétan au four	166
Saumon En Croûte	169
Saumon à la crème sure	171
Saumon grillé	173
Délicieuses galettes de thon	175
Code très savoureux	177
Morue à la roquette	179
Flétan et légumes au four	182
Curry de poisson savoureux	184
Crevettes Délicieuses	186
Barramundi rôti	188
Salade De Sardines	191
Délice italien aux palourdes	193
Saumon glacé à l'orange	195
Délicieuse sauce au thon et chimichurri	197
Bouchées de saumon et sauce chili	199
palourdes irlandaises	202
Pétoncles poêlés et raisins rôtis	204
Huîtres Et Pico De Gallo	206
Calamars grillés et savoureux guacamole	208
Délice aux crevettes et au chou-fleur	210
Saumon farci aux crevettes	213
Saumon glacé à la moutarde	215
Plat de saumon incroyable	217

Introduction

Voulez-vous faire un changement dans votre vie? Voulez-vous devenir une personne en meilleure santé qui puisse profiter d'une vie nouvelle et meilleure ? Alors vous êtes définitivement au bon endroit. Vous êtes sur le point de découvrir une alimentation merveilleuse et très saine qui a changé des millions de vies. Nous parlons du régime cétogène, un mode de vie qui vous hypnotisera et fera de vous une nouvelle personne en un rien de temps.
Alors asseyons-nous, détendons-nous et apprenons-en davantage sur le régime cétogène.

Un régime céto est pauvre en glucides. C'est la première et l'une des choses les plus importantes que vous devriez faire maintenant. Au cours d'un tel régime, votre corps produit des cétones dans votre foie et celles-ci sont utilisées comme énergie.
Votre corps produira moins d'insuline et de glucose et un état de cétose sera induit.
La cétose est un processus naturel qui se produit lorsque notre apport alimentaire est inférieur à la normale. Le corps s'adaptera bientôt à cet état et vous pourrez donc perdre du poids en très peu

de temps mais vous deviendrez également en meilleure santé et vos performances physiques et mentales s'amélioreront.

Votre taux de sucre dans le sang s'améliorera et vous ne serez pas prédisposé au diabète.

De plus, l'épilepsie et les maladies cardiaques peuvent être évitées si vous suivez un régime cétogène.

Votre taux de cholestérol s'améliorera et vous vous sentirez bien en un rien de temps.

Qu'est-ce que cela vous dit ?

Un régime cétogène est simple et facile à suivre à condition de suivre quelques règles simples. Vous n'avez pas besoin de faire de grands changements, mais vous devez savoir certaines choses. Alors voilà !

Commençons maintenant notre voyage culinaire magique !

Mode de vie cétogène… nous voilà !

Apprécier!

Délicieuse saucisse rôtie

C'est très simple à faire à la maison ce soir !

Temps de préparation : 10 minutes
Temps de cuisson : 1 heure
Portions : 6

Ingrédients:

- 3 poivrons rouges, hachés
- 2 livres de saucisses de porc italiennes, tranchées
- Sel et poivre noir au goût
- 2 livres de champignons portobello, tranchés
- 2 oignons doux, hachés
- 1 cuillère à soupe d'écart
- Un filet d'huile d'olive

Directions:
1. Dans un plat allant au four, mélangez les tranches de saucisses avec l'huile, le sel, le poivre, le poivron, les champignons, l'oignon et remuez.
2. Remuer pour bien enrober, placer au four à 300 degrés F et cuire pendant 1 heure.
3. Répartir dans les assiettes et servir chaud.

Apprécier!

Nutrition: calories 130, lipides 12, fibres 1, glucides 3, protéines 9

Saucisse Et Chou Au Four

Ce plat céto sera prêt dans 20 minutes !

Temps de préparation : 5 minutes
Temps de cuisson : 30 minutes
Portions : 4

Ingrédients:

- 1 tasse d'oignon jaune, haché
- 1 ½ livre de saucisses de porc italiennes, tranchées
- ½ tasse de poivron rouge, haché
- Sel et poivre noir au goût
- 5 livres de chou frisé, haché
- 1 cuillère à café d'ail, émincé
- ¼ tasse de piment rouge, haché
- 1 tasse d'eau

Directions:

1. Faites chauffer une poêle à feu moyen-vif, ajoutez la saucisse, remuez, réduisez le feu à moyen et laissez cuire 10 minutes.
2. Ajouter les oignons, mélanger et cuire encore 3-4 minutes.

3. Ajouter le poivron et l'ail, remuer et cuire 1 minute.
4. Ajoutez le chou noir, le piment, le sel, le poivre et l'eau, mélangez et laissez cuire encore 10 minutes.
5. Répartir dans les assiettes et servir.

Apprécier!

Nutrition: calories 150, lipides 4, fibres 1, glucides 2, protéines 12

Saucisse Aux Tomates Et Fromage

C'est une combinaison étonnante et très savoureuse !

Temps de préparation : 10 minutes
Temps de cuisson : 30 minutes
Portions : 4

Ingrédients:

- 2 onces d'huile de noix de coco, fondue
- 2 livres de saucisses de porc italiennes, hachées
- 1 oignon, tranché
- 4 tomates séchées, coupées en fines tranches
- Sel et poivre noir au goût
- ½ livre de fromage gouda, râpé
- 3 poivrons jaunes, hachés
- 3 poivrons orange, hachés
- Une pincée de flocons de piment
- Une poignée de persil coupé en fines tranches

Directions:

1. Faites chauffer une poêle avec de l'huile à feu moyen-vif, ajoutez les tranches de saucisse, mélangez, faites

cuire 3 minutes de chaque côté, transférez dans une assiette et laissez de côté pour l'instant.
2. Réchauffez la poêle à feu moyen, ajoutez l'oignon, les poivrons jaunes et oranges et les tomates, remuez et laissez cuire 5 minutes.
3. Ajouter les flocons de piment, saler et poivrer, bien mélanger, cuire 1 minute et retirer du feu.
4. Disposez les tranches de saucisses dans un plat allant au four, ajoutez le mélange de poivre dessus, ajoutez également le persil et le gouda, mettez au four à 350°F et enfournez 15 minutes.
5. Répartir dans les assiettes et servir chaud.

Apprécier!

Nutrition: calories 200, lipides 5, fibres 3, glucides 6, protéines 14

Délicieuse salade de saucisses

Vérifie ça! C'est vraiment délicieux!

Temps de préparation : 10 minutes
Temps de cuisson : 7 minutes
Portions : 4

Ingrédients:

- 8 saucisses de porc, tranchées
- 1 livre de tomates cerises mélangées, coupées en deux
- 4 tasses de bébés épinards
- 1 cuillère à soupe d'huile d'avocat
- 1 livre de mozzarella, en cubes
- 2 cuillères à soupe de jus de citron
- 2/3 tasse de pesto de basilic
- Sel et poivre noir au goût

Directions:

1. Faites chauffer une poêle avec de l'huile à feu moyen-vif, ajoutez les tranches de saucisses, mélangez et faites cuire 4 minutes de chaque côté.

2. Pendant ce temps, dans un saladier, mélanger les épinards avec la mozzarella, les tomates, le sel, le poivre, le jus de citron et le pesto et remuer pour bien enrober.
3. Ajoutez les morceaux de saucisses, mélangez à nouveau et servez.

Apprécier!

Nutrition: calories 250, lipides 12, fibres 3, glucides 8, protéines 18

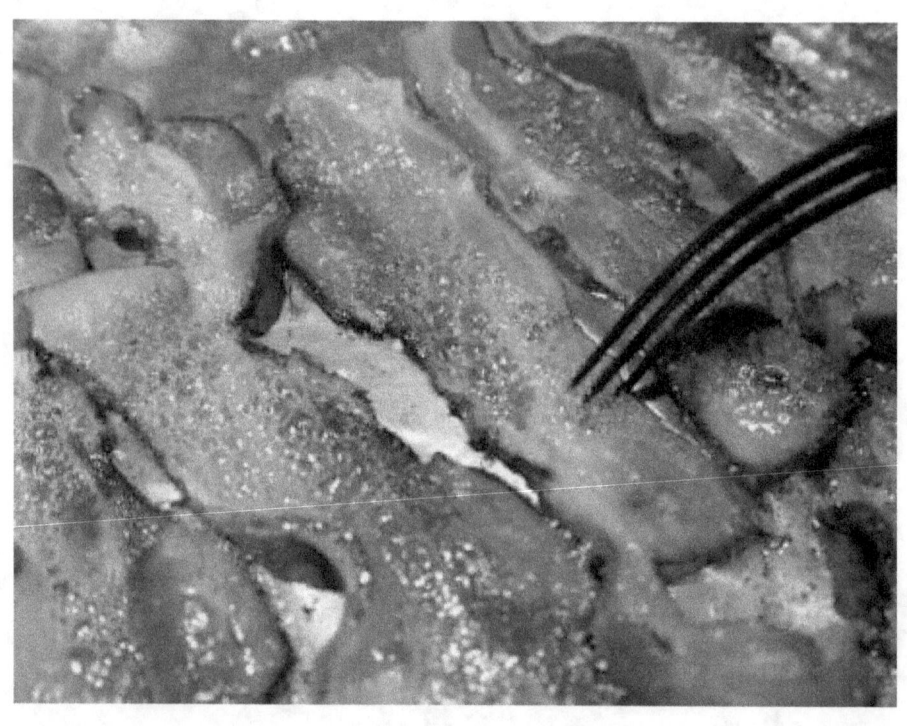

Délicieuse soupe aux saucisses et aux poivrons

Cette soupe céto hypnotisera tout le monde !

Temps de préparation : 10 minutes
Temps de cuisson: 1 heure et 10 minutes
Portions : 6

Ingrédients:
- 1 cuillère à soupe d'huile d'avocat
- 32 onces de saucisse de porc
- 10 onces de tomates et de jalapenos en conserve, hachés
- 10 onces d'épinards
- 1 poivron vert, haché
- 4 tasses de bouillon de boeuf
- 1 cuillère à café de poudre d'oignon
- Sel et poivre noir au goût
- 1 cuillère à soupe de cumin
- 1 cuillère à soupe de poudre de piment
- 1 cuillère à café de poudre d'ail
- 1 cuillère à café d'assaisonnement italien

Directions:
1. Faites chauffer une poêle avec de l'huile à feu moyen, ajoutez le saucisson, mélangez et faites dorer quelques minutes de tous les côtés.
2. Ajoutez le poivron vert, salez et poivrez, remuez et laissez cuire 3 minutes.
3. Ajoutez les tomates et les jalapenos, remuez et laissez cuire encore 2 minutes.
4. Ajoutez les épinards, mélangez, couvrez et laissez cuire 7 minutes.
5. Ajoutez le bouillon, la poudre d'oignon, la poudre d'ail, la poudre de chili, le cumin, le sel, le poivre et l'assaisonnement italien, mélangez le tout, couvrez la casserole et laissez cuire 30 minutes.
6. Découvrez la casserole et faites cuire la soupe pendant encore 15 minutes.
7. Répartir dans des bols et servir.

Apprécier!

Nutrition: calories 524, lipides 43, fibres 2, glucides 4, protéines 26

Soupe italienne aux saucisses

Tout le monde peut préparer cette incroyable soupe céto ! C'est tellement savoureux et sain !

Temps de préparation : 10 minutes
Temps de cuisson : 30 minutes
Portions : 12

Ingrédients:

- 64 onces de bouillon de poulet
- Un filet d'huile d'avocat
- 1 tasse de crème
- 10 onces d'épinards
- 6 tranches de bacon, hachées
- 1 livre de radis, hachés
- 2 gousses d'ail, hachées
- Sel et poivre noir au goût
- Une pincée de flocons de piment rouge écrasés
- 1 oignon jaune, haché
- 1 1/2 livre de saucisses de porc piquantes, hachées

Directions:

1. Faites chauffer une poêle avec un filet d'huile d'avocat à feu moyen-vif, ajoutez le saucisson, l'oignon et l'ail, mélangez et faites revenir quelques minutes.
2. Ajouter le bouillon, les épinards et les radis, remuer et porter à ébullition.
3. Ajoutez le bacon, la crème, le sel, le poivre et les flocons de piment rouge, mélangez et laissez cuire encore 20 minutes.
4. Répartir dans des bols et servir.

Apprécier!

Nutrition: calories 291, lipides 22, fibres 2, glucides 4, protéines 17

Incroyable crème de brocoli et chou-fleur

C'est tellement texturé et délicieux !

Temps de préparation : 10 minutes
Temps de cuisson : 15 minutes
Portions : 5

Ingrédients:
- 1 tête de chou-fleur, fleurs séparées
- 1 tête de brocoli, fleurons séparés
- Sel et poivre noir au goût
- 2 gousses d'ail, hachées
- 2 tranches de bacon, hachées
- 2 cuillères à soupe de beurre clarifié

Directions:
1. Faites chauffer une poêle avec le ghee à feu moyen-vif, ajoutez l'ail et le bacon, remuez et laissez cuire 3 minutes.
2. Ajoutez les fleurons de chou-fleur et de brocoli, mélangez et laissez cuire encore 2 minutes.
3. Ajoutez de l'eau pour les couvrir, couvrez la casserole et laissez mijoter 10 minutes.

4. Salez et poivrez, mélangez à nouveau et mixez la soupe avec un mixeur plongeant.
5. Laisser mijoter encore quelques minutes à feu moyen, verser dans des bols et servir.

Apprécier!

Nutrition: calories 230, lipides 3, fibres 3, glucides 6, protéines 10

Ragoût de brocoli

Ce ragoût végétarien est tout simplement délicieux !

Temps de préparation : 10 minutes
Temps de cuisson : 40 minutes
Portions : 4

Ingrédients:

- 1 tête de brocoli, fleurons séparés
- 2 cuillères à café de graines de coriandre
- Un filet d'huile d'olive
- 1 oignon jaune, haché
- Sel et poivre noir au goût
- Une pincée de poivron rouge écrasé
- 1 morceau de gingembre, haché
- 1 gousse d'ail, hachée
- 28 onces de tomates en conserve, en purée

Directions:

1. Mettez l'eau dans une casserole, salez, portez à ébullition à feu moyen-vif, ajoutez le brocoli, faites-le cuire à la vapeur pendant 2 minutes, transférez-le dans

un bol rempli d'eau glacée, égouttez-le et laissez-le de côté.
2. Faites chauffer une poêle à feu moyen-vif, ajoutez les graines de coriandre, faites-les griller pendant 4 minutes, passez-les au robot culinaire, broyez-les et laissez-les de côté.
3. Faites chauffer une poêle avec de l'huile à feu moyen, ajoutez les oignons, le sel, le poivre et le piment, mélangez et laissez cuire 7 minutes.
4. Ajoutez le gingembre, l'ail et les graines de coriandre, remuez et laissez cuire 3 minutes.
5. Ajouter les tomates, porter à ébullition et laisser mijoter 10 minutes.
6. Ajoutez le brocoli, remuez et faites cuire le ragoût pendant 12 minutes.
7. Répartir dans des bols et servir.

Apprécier!

Nutrition: calories 150, lipides 4, fibres 2, glucides 5, protéines 12

Soupe de cresson incroyable

Une soupe céto à la chinoise semble assez étonnante, n'est-ce pas ?

Temps de préparation : 10 minutes
Temps de cuisson : 10 minutes
Portions : 4

Ingrédients:

- 6 tasses de bouillon de poulet
- ¼ tasse de xérès
- 2 cuillères à café d'aminos de noix de coco
- 6 ½ tasses de cresson
- Sel et poivre noir au goût
- 2 cuillères à café de graines de sésame
- 3 échalotes hachées
- 3 blancs d'œufs battus

Directions:

1. Placer le bouillon dans une casserole, mélanger avec le sel, le poivre, le sherry et les acides aminés de noix de coco, remuer et porter à ébullition à feu moyen-vif.

2. Ajouter les échalotes, le cresson et les blancs d'œufs, mélanger, porter à ébullition, répartir dans les bols et servir saupoudré de graines de sésame.

Apprécier!

Nutrition: calories 50, lipides 1, fibres 0, glucides 1, protéines 5

Délicieuse soupe aux choux chinois

Vous pouvez même le manger pour le dîner !

Temps de préparation : 10 minutes
Temps de cuisson : 15 minutes
Portions : 4

Ingrédients:

- 3 tasses de bouillon de bœuf
- 1 oignon jaune, haché
- 1 bouquet de bok choy, haché
- 1 ½ tasse de champignons, hachés
- Sel et poivre noir au goût
- ½ cuillère à soupe de flocons de piment rouge
- 3 cuillères à soupe d'aminos de noix de coco
- 3 cuillères à soupe de parmesan râpé
- 2 cuillères à soupe de sauce Worcestershire
- 2 tranches de bacon, hachées

Directions:

1. Faites chauffer une casserole à feu moyen-vif, ajoutez le bacon, remuez, faites cuire jusqu'à ce qu'il soit

croustillant, transférez sur du papier absorbant et égouttez la graisse.
2. Réchauffez la marmite à feu moyen, ajoutez les champignons et les oignons, remuez et laissez cuire 5 minutes.
3. Ajouter le bouillon, le bok choy, les acides aminés de noix de coco, le sel, le poivre, les flocons de poivre et la sauce Worcestershire, remuer, couvrir et cuire jusqu'à ce que le bok choy soit tendre.
4. Versez la soupe dans des bols, saupoudrez de parmesan et de bacon et servez.

Apprécier!

Nutrition:calories 100, lipides 3, fibres 1, glucides 2, protéines 6

Sauté de bok choy

C'est simple, c'est facile et très délicieux !

Temps de préparation : 10 minutes
Temps de cuisson : 7 minutes
Portions : 2

Ingrédients:

- 2 gousses d'ail, hachées
- 2 tasses de bok choy, haché
- 2 tranches de bacon, hachées
- Sel et poivre noir au goût
- Un filet d'huile d'avocat

Directions:

1. Faites chauffer une poêle avec de l'huile à feu moyen, ajoutez le bacon, mélangez et faites frire jusqu'à ce qu'il soit croustillant, transférez sur du papier absorbant et égouttez la graisse.

2. Remettez la poêle sur feu moyen, ajoutez l'ail et le bok choy, remuez et laissez cuire 4 minutes.
3. Salez, poivrez et retournez les lardons, mélangez, laissez cuire encore 1 minute, répartissez dans les assiettes et servez.

Apprécier!

Nutrition: calories 50, lipides 1, fibres 1, glucides 2, protéines 2

Crème de céleri

Cela vous impressionnera !

Temps de préparation : 10 minutes
Temps de cuisson : 40 minutes
Portions : 4

Ingrédients:

- 1 botte de céleri, haché
- Sel et poivre noir au goût
- 3 feuilles de laurier
- ½ tête d'ail, émincé
- 2 oignons jaunes, hachés
- 4 tasses de bouillon de poulet
- ¾ tasse de crème
- 2 cuillères à soupe de beurre clarifié

Directions:

1. Faites chauffer une poêle avec le ghee à feu moyen-vif, ajoutez les oignons, le sel et le poivre, remuez et laissez cuire 5 minutes.
2. Ajoutez les feuilles de laurier, l'ail et le céleri, mélangez et laissez cuire 15 minutes.

3. Ajoutez le bouillon, salez et poivrez, remuez, couvrez la casserole, réduisez le feu et laissez mijoter 20 minutes.
4. Ajoutez la crème, mélangez et mixez le tout à l'aide d'un mixeur plongeant.
5. Versez la louche dans les bols et servez.

Apprécier!

Nutrition: calories 150, lipides 3, fibres 1, glucides 2, protéines 6

Délicieuse soupe de céleri

C'est tellement délicieux et délicieux ! Essayez-le !

Temps de préparation : 10 minutes
Temps de cuisson : 25 minutes
Portions : 8

Ingrédients:

- 26 onces de feuilles et branches de céleri, hachées
- 1 cuillère à soupe d'oignon émincé
- Sel et poivre noir au goût
- 3 cuillères à café de poudre de fenugrec
- 3 cuillères à café de bouillon de légumes en poudre
- 10 onces de crème sure

Directions:

1. Placer le céleri dans une casserole, couvrir d'eau, ajouter les flocons d'oignon, le sel, le poivre, la poudre de bouillon et la poudre de fenugrec, remuer, porter à ébullition à feu moyen et laisser mijoter 20 minutes.
2. Utilisez un mixeur plongeant pour préparer votre crème, ajoutez de la crème sure, du sel et du poivre et mélangez à nouveau.

3. Réchauffez la soupe à feu moyen, versez-la dans des bols et servez.

Apprécier!

Nutrition: calories 140, lipides 2, fibres 1, glucides 5, protéines 10

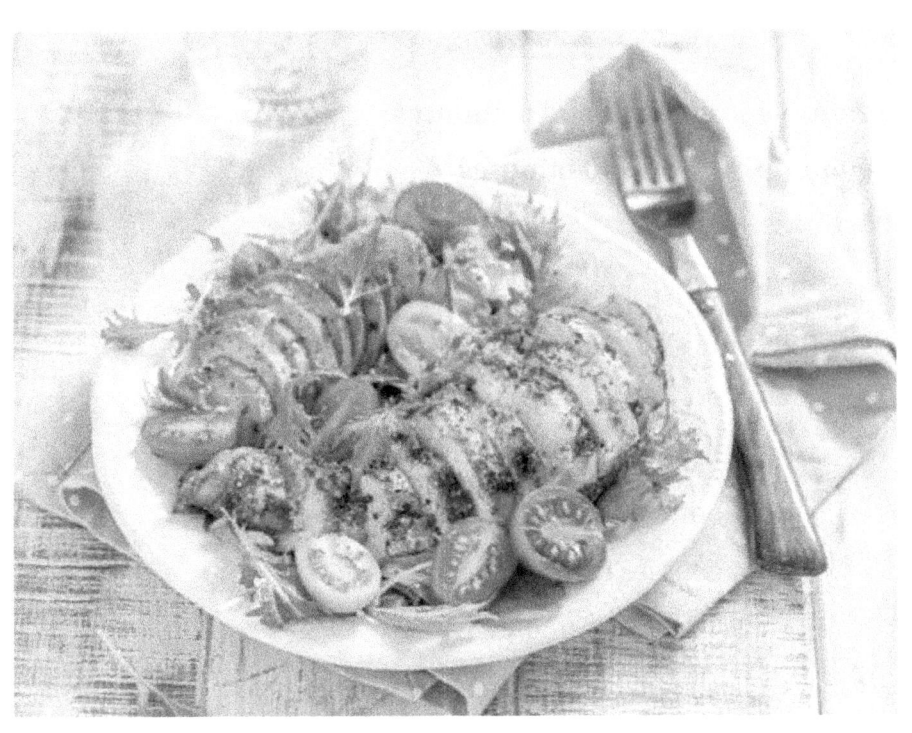

Ragoût de céleri incroyable

Ce ragoût céto à la iranienne est si savoureux et facile à préparer !

Temps de préparation : 10 minutes
Temps de cuisson : 30 minutes
Portions : 6

Ingrédients:

- 1 botte de céleri, haché grossièrement
- 1 oignon jaune, haché
- 1 botte d'oignon vert, haché
- 4 gousses d'ail, émincées
- Sel et poivre noir au goût
- 1 bouquet de persil haché
- 2 bouquets de menthe hachée
- 3 citrons persans séchés, percés à la fourchette
- 2 tasses d'eau
- 2 cuillères à café de bouillon de poulet
- 4 cuillères à soupe d'huile d'olive

Directions:

1. Faites chauffer une casserole avec de l'huile à feu moyen-vif, ajoutez l'oignon, les oignons verts et l'ail, remuez et laissez cuire 6 minutes.
2. Ajoutez le céleri, les citrons persans, le bouillon de poulet, le sel, le poivre et l'eau, remuez, couvrez la marmite et laissez cuire à feu moyen pendant 20 minutes.
3. Ajoutez le persil et la menthe, mélangez et laissez cuire encore 10 minutes.
4. Répartir dans des bols et servir.

Apprécier!

Nutrition: calories 170, lipides 7, fibres 4, glucides 6, protéines 10

Soupe aux épinards

C'est une soupe céto texturée et crémeuse que vous devez essayer bientôt !

Temps de préparation : 10 minutes
Temps de cuisson : 15 minutes
Portions : 8

Ingrédients:

- 2 cuillères à soupe de beurre clarifié
- 20 onces d'épinards, hachés
- 1 cuillère à café d'ail, émincé
- Sel et poivre noir au goût
- 45 onces de bouillon de poulet
- ½ cuillère à café de muscade moulue
- 2 tasses de crème
- 1 oignon jaune, haché

Directions:

1. Faites chauffer une poêle avec le beurre clarifié à feu moyen, ajoutez l'oignon, remuez et laissez cuire 4 minutes.
2. Ajouter l'ail, remuer et cuire 1 minute.

3. Ajouter les épinards et le bouillon, mélanger et cuire 5 minutes.
4. Mixez la soupe avec un mixeur plongeant et réchauffez la soupe.
5. Ajoutez du sel, du poivre, de la muscade et de la crème, mélangez et laissez cuire encore 5 minutes.
6. Verser dans des bols et servir.

Apprécier!

Nutrition: calories 245, lipides 24, fibres 3, glucides 4, protéines 6

Délicieux sauté à la moutarde verte

C'est tellement savoureux !

Temps de préparation : 10 minutes
Temps de cuisson : 20 minutes
Portions : 4

Ingrédients:

- 2 gousses d'ail, hachées
- 1 cuillère à soupe d'huile d'olive
- 2 ½ livres de chou frisé, haché
- 1 cuillère à café de jus de citron
- 1 cuillère à soupe de beurre clarifié
- Sel et poivre noir au goût

Directions:

1. Mettez un peu d'eau dans une casserole, salez et portez à ébullition à feu moyen.
2. Ajoutez les légumes, couvrez et laissez cuire 15 minutes.
3. Bien égoutter les choux, presser le liquide et les placer dans un bol.

4. Faites chauffer une poêle avec l'huile et le ghee à feu moyen-vif, ajoutez le chou, le sel, le poivre et l'ail.
5. Bien mélanger et cuire 5 minutes.
6. Ajoutez du sel et du poivre si nécessaire, arrosez de jus de citron, mélangez, répartissez dans les assiettes et servez.

Apprécier!

Nutrition: calories 151, lipides 6, fibres 3, glucides 7, protéines 8

Savoureux chou vert et jambon

Ce plat savoureux sera prêt en un rien de temps !

Temps de préparation : 10 minutes
Temps de cuisson : 1 heure et 40 minutes
Portions : 4

Ingrédients:

- 4 onces de jambon, désossé, cuit et haché
- 1 cuillère à soupe d'huile d'olive
- 2 livres de chou vert, coupé en lanières moyennes
- 1 cuillère à café de flocons de piment rouge, écrasés
- Sel et poivre noir au goût
- 2 tasses de bouillon de poulet
- 1 oignon jaune, haché
- 4 onces de vin blanc sec
- 1 once de porc salé
- ¼ tasse de vinaigre de cidre de pomme
- ½ tasse de ghee, fondu

Directions:

1. Faites chauffer une poêle avec de l'huile à feu moyen-vif, ajoutez le jambon et l'oignon, mélangez et laissez cuire 4 minutes.
2. Ajouter le porc salé, le chou-rave, le bouillon, le vinaigre et le vin, remuer et porter à ébullition.
3. Réduisez le feu, couvrez la casserole et laissez cuire 1 heure et 30 minutes en remuant de temps en temps.
4. Ajoutez le ghee, jetez le porc salé, mélangez, faites cuire le tout pendant 10 minutes, répartissez dans les assiettes et servez.

Apprécier!

Nutrition: calories 150, lipides 12, fibres 2, glucides 4, protéines 8

Savoureux choux verts et tomates

C'est tout simplement incroyable !

Temps de préparation : 10 minutes
Temps de cuisson : 12 minutes
Portions : 5

Ingrédients:

- 1 livre de chou vert
- 3 tranches de bacon, hachées
- ¼ tasse de tomates cerises, coupées en deux
- 1 cuillère à soupe de vinaigre de cidre de pomme
- 2 cuillères à soupe de bouillon de poulet
- Sel et poivre noir au goût

Directions:

1. Faites chauffer une poêle à feu moyen, ajoutez le bacon, remuez et faites cuire jusqu'à ce qu'il soit doré.

2. Ajouter les tomates, le chou vert, le vinaigre, le bouillon, le sel et le poivre, remuer et cuire 8 minutes.
3. Ajoutez encore du sel et du poivre, mélangez à nouveau délicatement, répartissez dans les assiettes et servez.

Apprécier!

Nutrition:calories 120, lipides 8, fibres 1, glucides 3, protéines 7

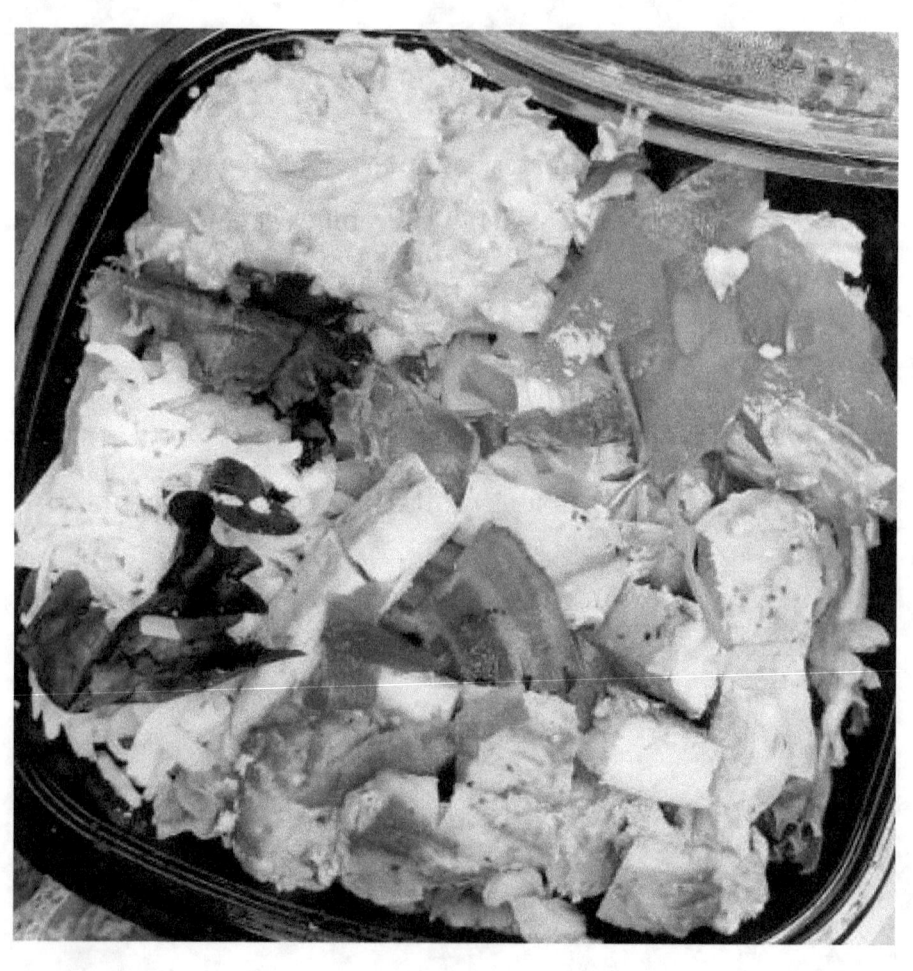

Soupe spéciale de blettes

C'est tellement incroyable !

Temps de préparation : 10 minutes
Temps de cuisson: 2 heures et 10 minutes
Portions : 4

Ingrédients:

- 1 oignon rouge, haché
- 1 botte de blettes hachées
- 1 courge jaune, hachée
- 1 courgette, hachée
- 1 poivron vert, haché
- Sel et poivre noir au goût
- 6 carottes, hachées
- 4 tasses de tomates hachées
- 1 tasse de fleurons de chou-fleur, hachés
- 1 tasse de haricots verts hachés
- 6 tasses de bouillon de poulet
- 7 onces de pâte de tomate en conserve
- 2 tasses d'eau
- 1 livre de saucisses, hachées

- 2 gousses d'ail, hachées
- 2 cuillères à café de thym haché
- 1 cuillère à café de romarin séché
- 1 cuillère à soupe de fenouil haché
- ½ cuillère à café de flocons de piment rouge
- Un peu de parmesan râpé pour servir

Directions:

1. Faites chauffer une poêle à feu moyen-vif, ajoutez la saucisse et l'ail, remuez et faites cuire jusqu'à ce qu'ils soient dorés, puis transférez-le ainsi que son jus dans la mijoteuse.
2. Ajouter l'oignon, les blettes, le potiron, le poivron, les courgettes, les carottes, les tomates, le chou-fleur, les haricots verts, le concentré de tomates, le bouillon, l'eau, le thym, le fenouil, le romarin, les flocons de piment, le sel et le poivre, mélanger, couvrir et laisser cuire à feu vif pendant 2 heures.
3. Découvrez la marmite, remuez la soupe, versez une louche dans les bols, saupoudrez de parmesan et servez.

Apprécier!

Nutrition: calories 150, lipides 8, fibres 2, glucides 4, protéines 9

Crème De Tomates Rôties

Cela rendra votre journée tellement plus facile !

Temps de préparation : 10 minutes
Temps de cuisson : 1 heure
Portions : 8

Ingrédients:

- 1 piment jalapeno, haché
- 4 gousses d'ail, émincées
- 2 livres de tomates cerises, coupées en deux
- 1 oignon jaune, coupé en quartiers
- Sel et poivre noir au goût
- ¼ tasse d'huile d'olive
- ½ cuillère à café d'origan séché
- 4 tasses de bouillon de poulet
- ¼ tasse de basilic haché
- ½ tasse de parmesan râpé

Directions:

1. Répartir les tomates et l'oignon dans une poêle, ajouter l'ail et le piment, assaisonner de sel, poivre et origan et arroser d'huile.

2. Remuer pour bien enrober et cuire au four à 425 degrés F pendant 30 minutes.
3. Sortez le mélange de tomates du four, transférez-le dans une casserole, ajoutez le bouillon et faites chauffer le tout à feu moyen-vif.
4. Portez à ébullition, couvrez la casserole, réduisez le feu et laissez mijoter 20 minutes.
5. Mixez au mixeur plongeant, ajoutez du sel et du poivre selon votre goût ainsi que le basilic, mélangez et versez dans les bols à l'aide d'une louche.
6. Saupoudrer de parmesan et servir.

Apprécier!

Nutrition: calories 140, lipides 2, fibres 2, glucides 5, protéines 8

Soupe d'aubergines

C'est exactement ce dont vous aviez besoin aujourd'hui !

Temps de préparation : 10 minutes
Temps de cuisson : 50 minutes
Portions : 4

Ingrédients:

- 4 tomates
- 1 cuillère à café d'ail, émincé
- ¼ d'oignon jaune, haché
- Sel et poivre noir au goût
- 2 tasses de bouillon de poulet
- 1 feuille de laurier
- ½ tasse de crème épaisse
- 2 cuillères à soupe de basilic haché
- 4 cuillères à soupe de parmesan râpé
- 1 cuillère à soupe d'huile d'olive
- 1 aubergine hachée

Directions:

1. Étaler les morceaux d'aubergines sur une plaque à pâtisserie, mélanger avec l'huile, l'oignon, l'ail, le sel et

le poivre, mettre au four à 400°F et cuire au four pendant 15 minutes.
2. Mettez de l'eau dans une casserole, portez à ébullition sur feu moyen, ajoutez les tomates, faites-les cuire à la vapeur 1 minute, épluchez-les et hachez-les.
3. Sortez le mélange d'aubergines du four et transférez-le dans une casserole.
4. Ajouter les tomates, le bouillon, le laurier, le sel et le poivre, remuer, porter à ébullition et laisser mijoter 30 minutes.
5. Ajoutez la crème, le basilic et le parmesan, mélangez, versez dans des bols et servez.

Apprécier!

Nutrition: calories 180, lipides 2, fibres 3, glucides 5, protéines 10

Ragoût d'aubergines

C'est parfait pour un repas en famille !

Temps de préparation : 10 minutes
Temps de cuisson : 30 minutes
Portions : 4

Ingrédients:

- 1 oignon rouge, haché
- 2 gousses d'ail, hachées
- 1 bouquet de persil haché
- Sel et poivre noir au goût
- 1 cuillère à café d'origan séché
- 2 aubergines, coupées en morceaux moyens
- 2 cuillères à soupe d'huile d'olive
- 2 cuillères à soupe de câpres hachées
- 1 poignée d'olives vertes dénoyautées et tranchées
- 5 tomates hachées
- 3 cuillères à soupe de vinaigre aux herbes

Directions:

1. Faites chauffer une poêle avec de l'huile à feu moyen, ajoutez les aubergines, l'origan, salez et poivrez, mélangez et laissez cuire 5 minutes.
2. Ajoutez l'ail, l'oignon et le persil, mélangez et laissez cuire 4 minutes.
3. Ajoutez les câpres, les olives, le vinaigre et les tomates, mélangez et laissez cuire 15 minutes.
4. Ajoutez plus de sel et de poivre si nécessaire, mélangez, répartissez dans les bols et servez.

Apprécier!

Nutrition: calories 200, lipides 13, fibres 3, glucides 5, protéines 7

Soupe aux poivrons rôtis

Ce n'est pas seulement très délicieux ! C'est aussi céto et sain !

Temps de préparation : 10 minutes
Temps de cuisson : 15 minutes
Portions : 6

Ingrédients:

- 12 onces de poivrons rôtis, hachés
- 2 cuillères à soupe d'huile d'olive
- 2 gousses d'ail, hachées
- 29 onces de bouillon de poulet en conserve
- Sel et poivre noir au goût
- 7 onces d'eau
- 2/3 tasse de crème épaisse
- 1 oignon jaune, haché
- ¼ tasse de parmesan, râpé
- 2 branches de céleri, hachées

Directions:

1. Faites chauffer une casserole avec de l'huile à feu moyen, ajoutez l'oignon, l'ail, le céleri, un peu de sel et de poivre, remuez et laissez cuire 8 minutes.

2. Ajouter les poivrons, l'eau et le bouillon, remuer, porter à ébullition, couvrir, réduire le feu et laisser mijoter 5 minutes.
3. Utilisez un mixeur plongeant pour mélanger la soupe, puis ajoutez du sel, du poivre et de la crème, remuez, portez à ébullition et retirez du feu.
4. Verser dans des bols, saupoudrer de parmesan et servir.

Apprécier!

Nutrition: calories 176, lipides 13, fibres 1, glucides 4, protéines 6

Délicieuse soupe aux choux

Cette délicieuse soupe aux choux deviendra rapidement votre nouvelle soupe céto préférée !

Temps de préparation : 10 minutes
Temps de cuisson : 45 minutes
Portions : 8

Ingrédients:

- 1 gousse d'ail, hachée
- 1 tête de chou hachée
- 2 livres de bœuf haché
- 1 oignon jaune, haché
- 1 cuillère à café de cumin
- 4 cubes de bouillon
- Sel et poivre noir au goût
- 10 onces de tomates en conserve et de piments verts
- 4 tasses d'eau

Directions:

1. Faites chauffer une poêle à feu moyen, ajoutez le bœuf, remuez et faites revenir quelques minutes.

2. Ajouter l'oignon, mélanger, cuire encore 4 minutes et transférer dans une casserole.
3. Faites chauffer, ajoutez le chou, le cumin, l'ail, les cubes de bouillon, les tomates et les piments et l'eau, remuez, portez à ébullition à feu vif, couvrez, réduisez le feu et laissez cuire 40 minutes.
4. Assaisonner de sel et de poivre, mélanger, verser dans des bols et servir.

Apprécier!

Nutrition: calories 200, lipides 3, fibres 2, glucides 6, protéines 8

Truffes au chocolat

Ce sont tellement merveilleux et délicieux !

Temps de préparation : 10 minutes
Temps de cuisson : 6 minutes
Portions : 22

Ingrédients:

- 1 tasse de pépites de chocolat sans sucre
- 2 cuillères à soupe de beurre
- 2/3 tasse de crème épaisse
- 2 cuillères à café de cognac
- 2 cuillères à soupe de déviation
- ¼ cuillère à café d'extrait de vanille
- Poudre de cacao

Directions:

1. Placez la crème dans un bol résistant à la chaleur, ajoutez le beurre, le shortening et les pépites de chocolat, mélangez, placez au micro-ondes et faites chauffer pendant 1 minute.
2. Laisser reposer 5 minutes, bien mélanger et mélanger avec le cognac et la vanille.

3. Mélangez à nouveau, laissez reposer quelques heures au réfrigérateur.
4. Utilisez une spatule à melon pour façonner vos truffes, roulez-les dans le cacao en poudre et servez.

Apprécier!

Nutrition: calories 60, lipides 5, fibres 4, glucides 6, protéines 1

De délicieux beignets

Ces beignets céto ont l'air et ont un goût merveilleux !

Temps de préparation : 10 minutes
Temps de cuisson : 15 minutes
Portions : 24

Ingrédients:

- ¼ tasse d'érythritol
- ¼ tasse de farine de graines de lin
- ¾ tasse de farine d'amande
- 1 cuillère à café de levure chimique
- 1 cuillère à café d'extrait de vanille
- 2 oeufs
- 3 cuillères à soupe d'huile de coco
- ¼ tasse de lait de coco
- 20 gouttes de colorant alimentaire rouge
- Une pincée de sel
- 1 cuillère à soupe de cacao en poudre

Directions:

1. Dans un bol, mélangez la farine de lin avec la farine d'amande, le cacao en poudre, la levure chimique, l'érythritol et le sel et mélangez.
2. Dans un autre bol, mélanger l'huile de coco avec le lait de coco, la vanille, le colorant alimentaire et les œufs et mélanger.
3. Mélangez les 2 mélanges, mélangez au batteur à main, transvasez dans un sachet, faites un trou dans le sachet et formez 12 beignets sur une plaque allant au four.
4. Placer au four à 350 degrés F et cuire au four pendant 15 minutes.
5. Disposez-les sur une assiette de service et servez-les.

Apprécier!

Nutrition: calories 60, lipides 4, fibres 0, glucides 1, protéines 2

Bombes au chocolat

Vous devez les essayer aujourd'hui!

Temps de préparation : 10 minutes
Temps de cuisson : 10 minutes
Portions : 12

Ingrédients:

- 10 cuillères à soupe d'huile de coco
- 3 cuillères à soupe de noix de macadamia hachées
- 2 paquets de stévia
- 5 cuillères à soupe de poudre de noix de coco non sucrée
- Une pincée de sel

Directions:
1. Mettez l'huile de coco dans une poêle et laissez-la fondre à feu moyen.
2. Ajoutez la stevia, le sel et le cacao en poudre, mélangez bien et retirez du feu.
3. Versez-le dans un bac à bonbons et conservez-le au réfrigérateur pendant un moment.
4. Saupoudrer de noix de macadamia et réfrigérer jusqu'au moment de servir.

Apprécier!

Nutrition: calories 50, lipides 1, fibres 0, glucides 1, protéines 2

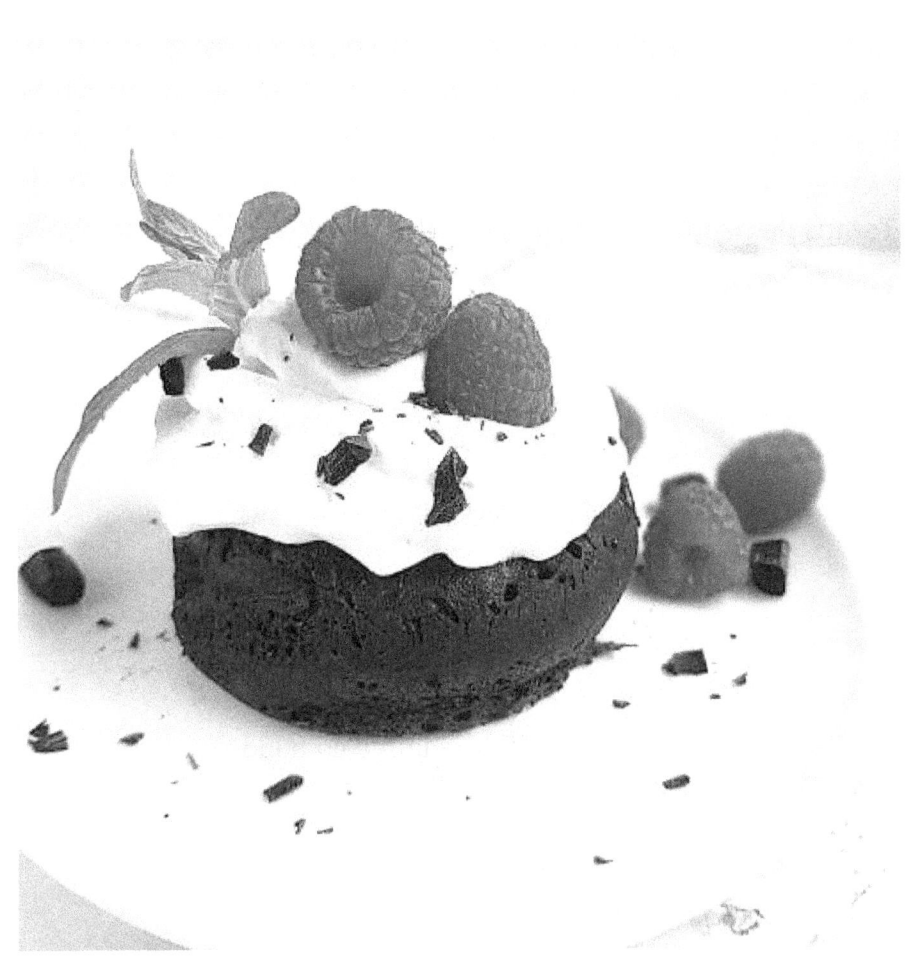

Dessert à la gelée incroyable

C'est plus que vous ne pouvez l'imaginer !

Temps de préparation: 2 heures et 10 minutes
Temps de cuisson : 5 minutes
Portions : 12

Ingrédients:

- 2 onces de sachets de gélatine sans sucre
- 1 tasse d'eau froide
- 1 tasse d'eau chaude
- 3 cuillères à soupe d'érythritol
- 2 cuillères à soupe de gélatine en poudre
- 1 cuillère à café d'extrait de vanille
- 1 tasse de crème
- 1 tasse d'eau bouillante

Directions:

1. Placez les sachets de gélatine dans un bol, ajoutez 1 tasse d'eau chaude, remuez jusqu'à dissolution, puis mélangez avec 1 tasse d'eau froide.
2. Versez le tout dans un plat carré chemisé et réservez au réfrigérateur 1 heure.

3. Coupez en cubes et laissez de côté pour l'instant.
4. Pendant ce temps, dans un bol, mélangez l'érythritol avec l'extrait de vanille, 1 tasse d'eau bouillante, la gélatine et la crème et mélangez très bien.
5. Versez la moitié de ce mélange dans un moule rond en silicone, étalez les cubes de gelée, puis décorez avec le reste de gelée.
6. Réserver encore une heure au réfrigérateur puis servir.

Apprécier!

Nutrition: calories 70, lipides 1, fibres 0, glucides 1, protéines 2

gâteau aux fraises

C'est si bon!

Temps de préparation: 2 heures et 10 minutes
Temps de cuisson : 5 minutes
Portions : 12

Ingrédients:

Pour la pâte :
- 1 tasse de noix de coco, râpée
- 1 tasse de graines de tournesol
- ¼ tasse de beurre
- Une pincée de sel

Pour la farce :
- 1 cuillère à café de gélatine
- 8 onces de fromage à la crème
- 4 onces de fraises
- 2 cuillères à soupe d'eau
- ½ cuillère à soupe de jus de citron
- ¼ cuillère à café de stévia
- ½ tasse de crème épaisse
- 8 onces de fraises, hachées pour servir

- 16 onces de crème épaisse pour servir

Directions:
1. Dans votre robot culinaire, mélangez les graines de tournesol avec la noix de coco, une pincée de sel et le beurre et mélangez bien.
2. Placez-le dans un moule à ressort graissé et enfoncez-le fermement dans le fond.
3. Faites chauffer une casserole avec de l'eau à feu moyen, ajoutez la gélatine, remuez jusqu'à dissolution, retirez du feu et laissez refroidir.
4. Ajoutez-le à votre robot culinaire, mélangez avec 4 onces de fraises, de fromage à la crème, de jus de citron et de stevia et mélangez bien.
5. Ajoutez ½ tasse de crème, mélangez bien et étalez-la sur la croûte.
6. Garnir de 8 onces de fraises et de 16 onces de crème et réfrigérer pendant 2 heures avant de trancher et de servir.

Apprécier!

Nutrition: calories 234, lipides 23, fibres 2, glucides 6, protéines 7

Délicieux Gâteau Au Chocolat

Ce gâteau spécial épatera sûrement vos proches !

Temps de préparation: 3 heures et 10 minutes

Temps de cuisson : 20 minutes

Portions : 10

Ingrédients:

Pour la pâte :

- ½ cuillère à café de levure chimique
- 1 ½ tasse de croûte d'amandes
- Une pincée de sel
- 1/3 tasse de stévia
- 1 oeuf
- 1 ½ cuillères à café d'extrait de vanille
- 3 cuillères à soupe de beurre
- 1 cuillère à café de beurre pour la poêle

Pour la farce :

- 1 cuillère à soupe d'extrait de vanille
- 4 cuillères à soupe de beurre
- 4 cuillères à soupe de crème sure
- 16 onces de fromage à la crème
- ½ tasse de stévia hachée
- ½ tasse de cacao en poudre

- 2 cuillères à café de stevia granulée
- 1 tasse de crème fouettée
- 1 cuillère à café d'extrait de vanille

Directions:

1. Beurrer un moule à charnière avec 1 cuillère à café de beurre et laisser de côté pour le moment.
2. Dans un bol, mélangez la levure avec 1/3 tasse de stevia, une pincée de sel et la farine d'amande et mélangez.
3. Ajoutez 3 cuillères à soupe de beurre, l'œuf et 1 1/2 cuillères à café d'extrait de vanille, mélangez jusqu'à formation d'une pâte.
4. Pressez-le bien dans le moule à charnière, introduisez-le dans le four à 375 degrés F et faites cuire au four pendant 11 minutes.
5. Sortez la tarte du four, couvrez de papier d'aluminium et laissez cuire encore 8 minutes.
6. Retirer à nouveau du four et laisser refroidir.
7. Pendant ce temps, dans un bol, mélangez le fromage à la crème avec 4 cuillères à soupe de beurre, la crème sure, 1 cuillère à soupe d'extrait de vanille, la poudre de cacao et ½ tasse de stevia et mélangez bien.
8. Dans un autre bol, mélangez la crème fouettée avec 2 cuillères à café de stevia et 1 cuillère à café d'extrait de vanille et mélangez à l'aide du mixeur.

9. Mélangez les 2 mélanges, versez-les dans la tarte, étalez bien, placez au réfrigérateur pendant 3 heures puis servez.

Nutrition: calories 450, lipides 43, fibres 3, glucides 7, protéines 7

Délicieux cheesecakes

C'est une idée de dessert céto-friendly que vous devez essayer !

Temps de préparation : 10 minutes
Temps de cuisson : 15 minutes
Portions : 9

Ingrédients:

Pour les cheesecakes :

- 2 cuillères à soupe de beurre
- 8 onces de fromage à la crème
- 3 cuillères à soupe de café
- 3 oeufs
- 1/3 tasse d'écart
- 1 cuillère à soupe de sirop de caramel, sans sucre

Pour le glaçage :

- 3 cuillères à soupe de sirop de caramel, sans sucre
- 3 cuillères à soupe de beurre
- 8 onces de mascarpone, mou
- 2 cuillères à soupe de déviation

Directions:

1. Dans votre mixeur, mélangez le fromage à la crème avec les œufs, 2 cuillères à soupe de beurre, le café, 1 cuillère à soupe de sirop de caramel et 1/3 tasse d'écart et mélangez très bien.
2. Versez-le dans un moule à cupcake, placez-le dans un four à 350 degrés F et faites cuire au four pendant 15 minutes.
3. Laisser refroidir puis réserver 3 heures au congélateur.
4. Pendant ce temps, dans un bol, mélangez 3 cuillères à soupe de beurre avec 3 cuillères à soupe de sirop de caramel, 2 cuillères à soupe de sirop et le mascarpone et mélangez bien.
5. Versez-le sur les cheesecakes et servez.

Apprécier!

Nutrition: calories 254, lipides 23, fibres 0, glucides 1, protéines 5

Dessert framboise et noix de coco

Ils sont faciles à préparer et délicieux !

Temps de préparation : 10 minutes
Temps de cuisson : 5 minutes
Portions : 12

Ingrédients:

- ½ tasse de beurre de coco
- ½ tasse d'huile de coco
- ½ tasse de framboises séchées
- ¼ tasse dirigée
- ½ tasse de noix de coco, râpée

Directions:

1. Dans votre robot culinaire, mixez très bien les baies séchées.
2. Faites chauffer une poêle avec le beurre à feu moyen.
3. Ajoutez l'huile, la noix de coco et remuez, mélangez et laissez cuire 5 minutes.
4. Versez-en la moitié dans une plaque à pâtisserie tapissée et étalez uniformément.
5. Ajoutez la poudre de framboise et tartinez également.

6. Garnir avec le reste du mélange de beurre, étaler et réfrigérer un moment.
7. Couper en morceaux et servir.

Apprécier!

Nutrition: calories 234, lipides 22, fibres 2, glucides 4, protéines 2

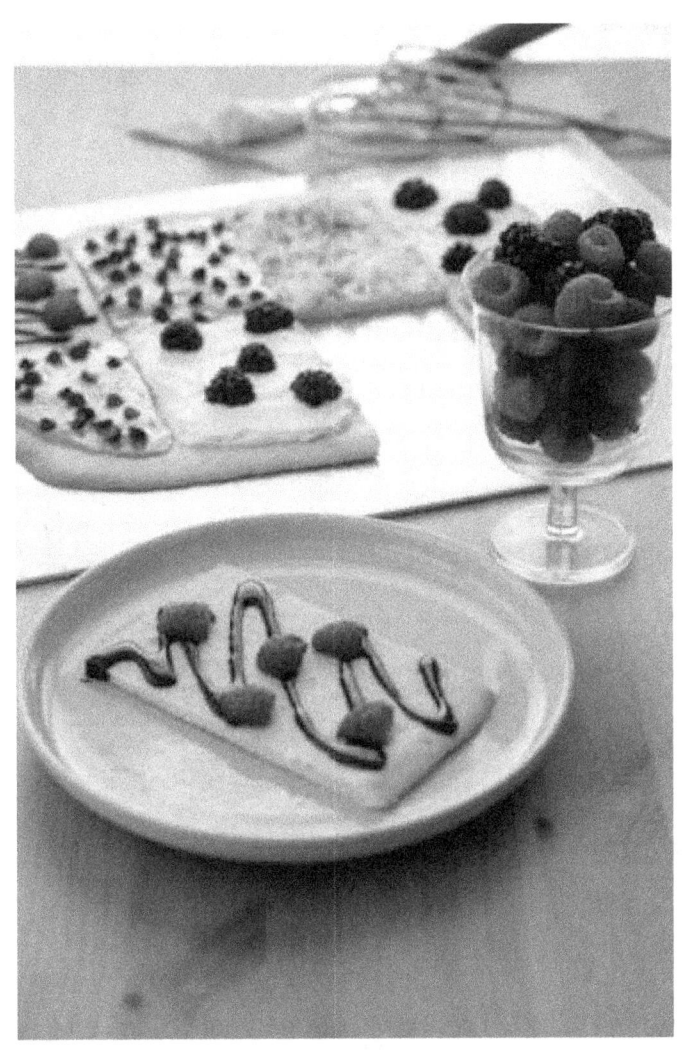

Délicieuses coupes de chocolat

Tout le monde adorera ces friandises chocolatées !

Temps de préparation : 30 minutes
Temps de cuisson : 5 minutes
Portions : 20

Ingrédients:

- ½ tasse de beurre de coco
- ½ tasse d'huile de coco
- 3 cuillères à soupe de déviation
- ½ tasse de noix de coco, râpée
- 1,5 onces de beurre de cacao
- 1 once de chocolat, non sucré
- ¼ tasse de cacao en poudre
- ¼ cuillère à café d'extrait de vanille
- ¼ tasse dirigée

Directions:

1. Dans une poêle, mélangez le beurre de coco avec l'huile de coco, remuez et faites chauffer à feu moyen.

2. Ajouter la noix de coco et 3 cuillères à soupe, bien mélanger, retirer du feu, verser dans un moule à muffins tapissé et réfrigérer 30 minutes.
3. Pendant ce temps, dans un bol, mélangez le beurre de cacao avec le chocolat, l'extrait de vanille et ¼ tasse de déviation et mélangez bien.
4. Placez-le sur un bol rempli d'eau bouillante et remuez jusqu'à ce que le tout soit lisse.
5. Versez-le sur les cupcakes à la noix de coco, réservez encore 15 minutes au réfrigérateur puis servez.

Apprécier!

Nutrition: calories 240, lipides 23, fibres 4, glucides 5, protéines 2 2

Fudge simple au beurre de cacahuète

Vous n'avez besoin que de quelques ingrédients pour préparer ce délicieux dessert céto !

Temps de préparation: 2 heures et 10 minutes
Temps de cuisson : 2 minutes
Portions : 12

Ingrédients:

- 1 tasse de beurre de cacahuète, non sucré
- ¼ tasse de lait d'amande
- 2 cuillères à café de stevia vanille
- 1 tasse d'huile de coco
- Une pincée de sel

Pour le remplissage:

- 2 cuillères à soupe de déviation
- 2 cuillères à soupe d'huile de coco fondue
- ¼ tasse de cacao en poudre

Directions:

1. Dans un bol résistant à la chaleur, mélangez le beurre de cacahuète avec 1 tasse d'huile de noix de coco,

remuez et faites chauffer au micro-ondes jusqu'à ce qu'il soit fondu.
2. Ajoutez une pincée de sel, du lait d'amande et de la stévia, mélangez bien le tout et versez dans un plat allant au four tapissé.
3. Réservez 2 heures au réfrigérateur puis coupez-le en tranches.
4. Dans un bol, mélangez 2 cuillères à soupe de noix de coco fondue avec la poudre de cacao, fouettez et mélangez très bien.
5. Versez la sauce sur le fudge au beurre de cacahuète et servez.

Apprécier!

Nutrition:calories 265, lipides 23, fibres 2, glucides 4, protéines 6

Mousse au citron

C'est tellement rafraîchissant et délicieux !

Temps de préparation : 10 minutes
Temps de cuisson : 0 minutes
Portions : 5

Ingrédients:

- 1 tasse de crème
- Une pincée de sel
- 1 cuillère à café de citron stévia
- ¼ tasse de jus de citron
- 8 onces de mascarpone

Directions:

1. Dans un bol, mélangez la crème avec le mascarpone et le jus de citron et mélangez au batteur.
2. Ajoutez une pincée de sel et de stevia et mixez le tout.
3. Répartissez dans des verres à dessert et réservez au réfrigérateur jusqu'au moment de servir.

Apprécier!

Nutrition: calories 265, lipides 27, fibres 0, glucides 2, protéines 4

Glace à la vanille

Essayez cette glace céto un jour d'été !

Temps de préparation: 3 heures et 10 minutes
Temps de cuisson : 0 minutes
Portions : 6

Ingrédients:

- 4 œufs, jaunes et blancs séparés
- ¼ cuillère à café de crème de tartre
- ½ tasse d'écart
- 1 cuillère à soupe d'extrait de vanille
- 1 ¼ tasse de crème fouettée épaisse

Directions:

1. Dans un bol, mélangez les blancs d'oeufs avec la crème de tartre et fouettez et mélangez au batteur.
2. Dans un autre bol, battre la crème avec l'extrait de vanille et bien mélanger.
3. Mélangez les 2 mélanges et mélangez délicatement.
4. Dans un autre bol, battez très bien les jaunes d'œufs puis ajoutez les deux blancs d'œufs mélangés.

5. Mélangez délicatement, versez-le dans un récipient et réservez 3 heures au congélateur avant de servir votre glace.

Apprécier!

Nutrition:calories 243, lipides 22, fibres 0, glucides 2, protéines 4

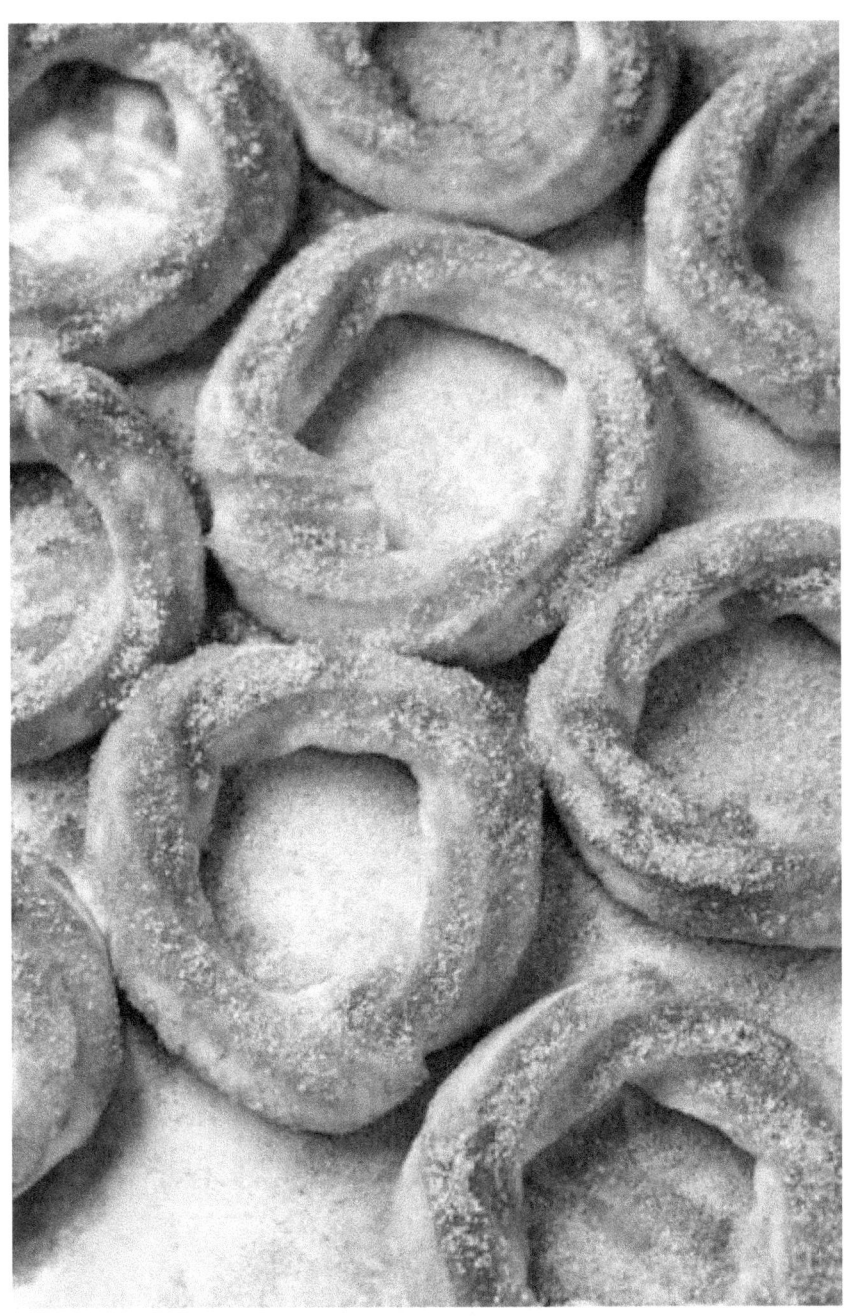

Carrés au cheesecake

Ils ont l'air si bons !

Temps de préparation : 10 minutes

Temps de cuisson : 20 minutes

Portions : 9

Ingrédients:

- 5 onces d'huile de noix de coco, fondue
- ½ cuillère à café de levure chimique
- 4 cuillères à soupe de déviation
- 1 cuillère à café de vanille
- 4 onces de fromage à la crème
- 6 œufs
- ½ tasse de myrtilles

Directions:

1. Dans un bol, mélangez l'huile de coco avec les œufs, le cream cheese, la vanille, le swerve et la levure chimique et mixez à l'aide d'un mixeur plongeant.
2. Incorporez les myrtilles, versez le tout dans un plat carré allant au four, enfournez à 320°F et enfournez 20 minutes.

3. Laissez refroidir le gâteau, coupez-le en carrés et servez.

Apprécier!

Nutrition: calories 220, lipides 2, fibres 0,5, glucides 2, protéines 4

Brownies savoureux

Ces brownies céto sans farine sont excellents !

Temps de préparation : 10 minutes
Temps de cuisson : 20 minutes
Portions : 12

Ingrédients:

- 6 onces d'huile de noix de coco, fondue
- 6 œufs
- 3 onces de poudre de cacao
- 2 cuillères à café de vanille
- ½ cuillère à café de levure chimique
- 4 onces de fromage à la crème
- 5 cuillères à soupe de déviation

Directions:
1. Dans un mixeur, mélangez les œufs avec l'huile de coco, le cacao en poudre, la levure chimique, la vanille, le cream cheese et mixez et mélangez au batteur.
2. Versez-le dans un plat allant au four, placez-le dans un four à 350 degrés F et faites cuire au four pendant 20 minutes.
3. Une fois refroidi, coupez-le en morceaux rectangulaires et servez-le.

Apprécier!

Nutrition: calories 178, lipides 14, fibres 2, glucides 3, protéines 5

Pudding au chocolat

Ce pudding est tellement savoureux !

Temps de préparation : 50 minutes
Temps de cuisson : 5 minutes
Portions : 2

Ingrédients:

- 2 cuillères à soupe d'eau
- 1 cuillère à soupe de gélatine
- 2 cuillères à soupe de sirop d'érable
- ½ cuillère à café de poudre de stévia
- 2 cuillères à soupe de cacao en poudre
- 1 tasse de lait de coco

Directions:
1. Faites chauffer une poêle avec le lait de coco à feu moyen, ajoutez la stevia et le cacao en poudre et mélangez bien.
2. Dans un bol, mélangez la gélatine avec l'eau, mélangez bien et ajoutez dans la poêle.
3. Bien mélanger, ajouter le sirop d'érable, mélanger à nouveau, répartir dans des moules et réserver au réfrigérateur 45 minutes.
4. Servir froid.

Apprécier!

Nutrition: calories 140, lipides 2, fibres 2, glucides 4, protéines 4

Parfaits à la vanille

Ceux-ci vous feront vous sentir bien !

Temps de préparation : 10 minutes

Temps de cuisson : 0 minutes

Portions : 4

Ingrédients:

- 14 onces de lait de coco en conserve
- 1 cuillère à café d'extrait de vanille
- 10 gouttes de stévia
- 4 onces de baies
- 2 cuillères à soupe de noix hachées

Directions:
1. Dans un bol, mélangez le lait de coco avec la stévia et l'extrait de vanille et fouettez au batteur.
2. Dans un autre bol, mélangez les baies avec les noix et mélangez.
3. Versez la moitié du mélange vanille et noix de coco dans 4 pots, ajoutez une couche de baies et recouvrez du reste du mélange vanille.
4. Couvrir du mélange de fruits rouges et de noix, placer au réfrigérateur jusqu'au moment de servir.

Apprécier!

Nutrition: calories 400, lipides 23, fibres 4, glucides 6, protéines 7

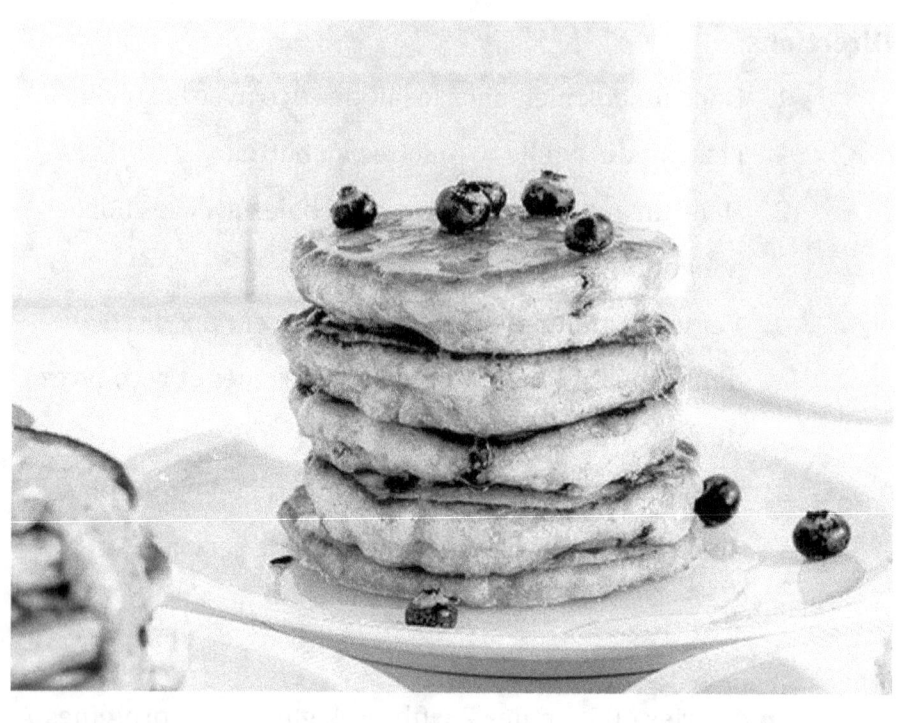

Pudding à l'avocat simple

C'est si facile à préparer à la maison et suit les principes céto !

Temps de préparation : 10 minutes
Temps de cuisson : 0 minutes
Portions : 4

Ingrédients:

- 2 avocats dénoyautés, pelés et hachés
- 2 cuillères à café d'extrait de vanille
- 80 gouttes de stévia
- 1 cuillère à soupe de jus de citron vert
- 14 onces de lait de coco en conserve

Directions:

1. Dans votre mixeur, mélangez l'avocat avec le lait de coco, l'extrait de vanille, la stevia et le jus de citron vert, mélangez bien, versez dans un petit bol et réfrigérez jusqu'au moment de servir.

Apprécier!

Nutrition: calories 150, lipides 3, fibres 3, glucides 5, protéines 6

Délice à la Menthe

Il a une texture et un goût tellement frais !

Temps de préparation: 2 heures et 10 minutes
Temps de cuisson : 0 minutes
Portions : 3

Ingrédients:
- ½ tasse d'huile de coco, fondue
- 3 gouttes de stévia
- 1 cuillère à soupe de cacao en poudre

Pour le pudding :
- 1 cuillère à café d'huile de menthe poivrée
- 14 onces de lait de coco en conserve
- 1 avocat dénoyauté, pelé et haché
- 10 gouttes de stévia

Directions:
1. Dans un bol, mélangez l'huile de coco avec la poudre de cacao et 3 gouttes de stevia, mélangez bien, transférez dans un récipient chemisé et réservez au réfrigérateur pendant 1 heure.

2. Coupez-le en petits morceaux et laissez-le de côté pour le moment.
3. Dans votre mixeur, mélangez le lait de coco avec l'avocat, 10 gouttes de stevia et l'huile de menthe poivrée et mélangez bien.
4. Ajoutez les pépites de chocolat, incorporez-les délicatement, répartissez le pudding dans des bols et réfrigérez encore 1 heure.

Apprécier!

Nutrition:calories 140, lipides 3, fibres 2, glucides 3, protéines 4

Pudding à la noix de coco incroyable

Je dois adorer ce pudding céto !

Temps de préparation : 10 minutes
Temps de cuisson : 10 minutes
Portions : 4

Ingrédients:

- 1 et 2/3 tasses de lait de coco
- 1 cuillère à soupe de gélatine
- 6 cuillères à soupe de déviation
- 3 jaunes d'œufs
- ½ cuillère à café d'extrait de vanille

Directions:

1. Dans un bol mélangez la gélatine avec 1 cuillère à soupe de lait de coco, mélangez bien et laissez de côté pour l'instant.
2. Mettez le reste du lait dans une casserole et faites chauffer à feu moyen.
3. Ajoutez, mélangez et laissez cuire 5 minutes.

4. Dans un bol, mélangez les jaunes d'œufs avec le lait de coco chaud et l'extrait de vanille, mélangez bien et remettez le tout dans la casserole.
5. Cuire 4 minutes, ajouter la gélatine et bien mélanger.
6. Répartissez-le dans 4 moules et conservez le pudding au réfrigérateur jusqu'au moment de servir.

Apprécier!

Nutrition:calories 140, lipides 2, fibres 0, glucides 2, protéines 2

Pouding spécial

Vous devez aussi essayer ce pudding !

Temps de préparation: 4 heures et 10 minutes
Temps de cuisson : 3 minutes
Portions : 2

Ingrédients:

- 4 cuillères à café de gélatine
- ¼ cuillère à café de stevia liquide
- 1 tasse de lait de coco
- Une pincée de cardamome moulue
- ¼ cuillère à café de gingembre moulu
- Une pincée de muscade moulue

Directions:

1. Dans un bol, mélanger ¼ tasse de lait avec la gélatine et bien mélanger.
2. Mettez le reste du lait de coco dans une casserole et faites chauffer à feu moyen.
3. Ajouter la gélatine, mélanger, retirer du feu, laisser refroidir puis réserver 4 heures au réfrigérateur.

4. Transférez-le dans un robot culinaire, ajoutez la stévia, la cardamome, la muscade et le gingembre et mélangez pendant quelques minutes.
5. Répartir dans des coupes à dessert et servir froid. Apprécier!

Nutrition: calories 150, lipides 1, fibres 0, glucides 2, protéines 6

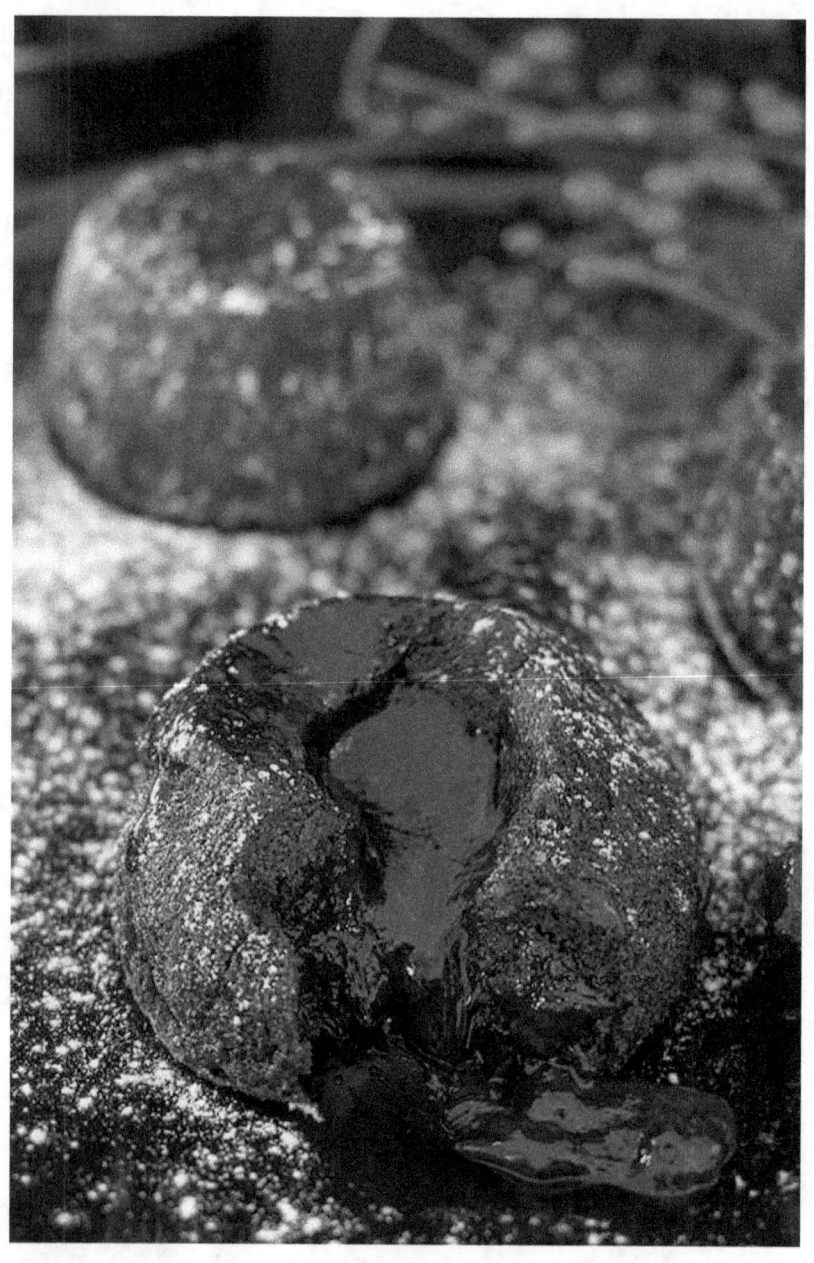

Biscuits nappés chocolat noir

C'est une idée de dessert céto facile et très savoureuse !

Temps de préparation : 10 minutes
Temps de cuisson : 12 minutes
Portions : 8

Ingrédients:

- 2 cuillères à soupe de graines de chia
- 2 tasses d'amandes
- 1 oeuf
- ¼ tasse d'huile de coco
- ¼ tasse de noix de coco, râpée
- 2 cuillères à soupe de stévia
- ¼ tasse de cacao en poudre
- Une pincée de sel
- 1 cuillère à café de bicarbonate de soude

Directions:

1. Dans votre robot culinaire, mélangez les graines de chia avec les amandes et mélangez bien.

2. Ajoutez la noix de coco, l'œuf, l'huile de coco, la poudre de cacao, une pincée de sel, le bicarbonate de soude et la stevia et mélangez bien.
3. Formez 8 morceaux de biscuits à partir de cette pâte, disposez-les sur une plaque à pâtisserie tapissée, placez au four à 350 degrés et enfournez pendant 12 minutes.
4. Servez-les chauds ou froids.

Apprécier!

Nutrition: calories 200, lipides 2, fibres 1, glucides 3, protéines 4

Dessert spécial

Avez-vous déjà essayé de faire des brownies à la poêle ?

Temps de préparation : 10 minutes
Temps de cuisson : 30 minutes
Portions : 4

Ingrédients:

- 1 oeuf
- 1/3 tasse de cacao en poudre
- 1/3 tasse d'érythritol
- 7 cuillères à soupe de beurre clarifié
- Une pincée de sel
- ½ cuillère à café d'extrait de vanille
- ¼ tasse de farine d'amande
- ¼ tasse de noix
- ½ cuillère à café de levure chimique
- 1 cuillère à soupe de beurre de cacahuète

Directions:

1. Faites chauffer une poêle avec 6 cuillères à soupe de ghee et l'érythritol à feu moyen, remuez et laissez cuire 5 minutes.

2. Transférez-le dans un bol, ajoutez le sel, l'extrait de vanille et la poudre de cacao et mélangez bien.
3. Ajoutez l'œuf et mélangez bien à nouveau.
4. Ajoutez la levure, les noix et la farine d'amande, mélangez bien le tout et versez dans une casserole.
5. Dans un bol, mélangez 1 cuillère à soupe de ghee avec le beurre de cacahuète, faites chauffer au micro-ondes pendant quelques secondes et mélangez bien.
6. Versez-le sur les brownies mélangés dans le moule, placez au four à 350 degrés F et faites cuire au four pendant 30 minutes.
7. Laissez les brownies refroidir, coupez et servez.

Apprécier!

Nutrition: calories 223, lipides 32, fibres 1, glucides 3, protéines 6

Des scones savoureux

Servez ce dessert céto avec une tasse de thé et dégustez !

Temps de préparation : 10 minutes
Temps de cuisson : 10 minutes
Portions : 10

Ingrédients:

- ½ tasse de farine de noix de coco
- 1 tasse de myrtilles
- 2 oeufs
- ½ tasse de crème épaisse
- ½ tasse de ghee
- ½ tasse de farine d'amande
- Une pincée de sel
- 5 cuillères à soupe de stévia
- 2 cuillères à café d'extrait de vanille
- 2 cuillères à café de levure

Directions:

1. Dans un bol, mélangez la farine d'amande avec la farine de coco, le sel, la levure chimique et les myrtilles et mélangez bien.

2. Dans un autre bol, mélangez la crème avec le ghee, l'extrait de vanille, la stevia et les œufs et mélangez bien.
3. Mélangez les 2 mélanges et mélangez jusqu'à obtenir votre pâte.
4. Formez 10 triangles à partir de ce mélange, disposez-les sur une plaque à pâtisserie tapissée, placez au four à 350°F et enfournez 10 minutes. Servez-les froids.

Apprécier!

Nutrition: calories 130, lipides 2, fibres 2, glucides 4, protéines 3

Délicieux Biscuits Au Chocolat

Vos enfants adoreront aussi ces cookies céto !

Temps de préparation : 10 minutes
Temps de cuisson : 40 minutes
Portions : 12

Ingrédients:

- 1 cuillère à café d'extrait de vanille
- ½ tasse de ghee
- 1 oeuf
- 2 cuillères à soupe de sucre de coco
- ¼ tasse dirigée
- Une pincée de sel
- 2 tasses de farine d'amande
- ½ tasse de pépites de chocolat non sucré

Directions:

1. Faites chauffer une poêle avec le ghee à feu moyen, remuez et faites cuire jusqu'à ce qu'il soit doré.
2. Retirer du feu et laisser reposer 5 minutes.
3. Dans un bol, mélangez l'œuf avec l'extrait de vanille, le sucre de coco et remuez et mélangez.

4. Ajoutez le ghee fondu, la farine, le sel et la moitié des pépites de chocolat et mélangez le tout.
5. Transférer dans un moule, étaler le reste des pépites de chocolat dessus, enfourner à 350 degrés et enfourner 30 minutes.
6. Trancher une fois froid et servir.

Apprécier!

Nutrition: calories 230, lipides 12, fibres 2, glucides 4, protéines 5

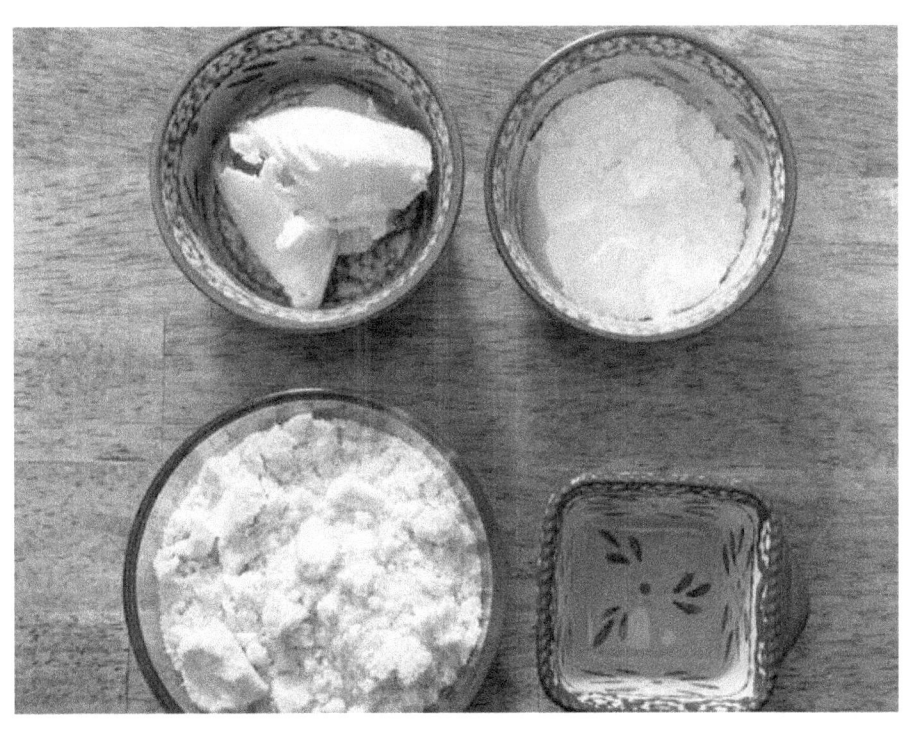

Tasses à tacos

Ces tasses à tacos sont l'apéritif parfait pour une fête !

Temps de préparation : 10 minutes
Temps de cuisson : 40 minutes
Portions : 30

Ingrédients:

- 1 livre de bœuf haché
- 2 tasses de fromage cheddar, râpé
- ¼ tasse d'eau
- Sel et poivre noir au goût
- 2 cuillères à soupe de cumin
- 2 cuillères à soupe de poudre de chili
- Pico de gallo pour servir

Directions:

1. Répartissez une cuillerée de parmesan sur une plaque à pâtisserie tapissée, placez au four à 350 °F et faites cuire au four pendant 7 minutes.
2. Laisser le fromage refroidir pendant 1 minute, transférer dans des moules à cupcakes et façonner des tasses.

3. Pendant ce temps, faites chauffer une poêle à feu moyen-vif, ajoutez le bœuf, remuez et faites cuire jusqu'à ce qu'il soit doré.
4. Ajoutez l'eau, le sel, le poivre, le cumin et la poudre de chili, mélangez et laissez cuire encore 5 minutes.
5. Répartissez dans des coupes à fromage, recouvrez de pico de gallo, transférez le tout dans une assiette de service et servez.

Apprécier!

Nutrition: calories 140, lipides 6, fibres 0, glucides 6, protéines 15

Savoureux nems au poulet et aux œufs

C'est exactement ce dont vous avez besoin ! C'est le meilleur apéritif de fête céto !

Temps de préparation: 2 heures et 10 minutes
Temps de cuisson : 15 minutes
Portions : 12

Ingrédients:

- 4 onces de fromage bleu
- 2 tasses de poulet, cuit et finement haché
- Sel et poivre noir au goût
- 2 oignons verts, hachés
- 2 branches de céleri, hachées finement
- ½ tasse de sauce tomate
- ½ cuillère à café d'érythritol
- 12 x emballages de rouleaux d'oeufs
- Huile végétale

Directions:

1. Dans un bol, mélanger la viande de poulet avec le fromage bleu, le sel, le poivre, les oignons verts, le céleri,

la sauce tomate et l'édulcorant, bien mélanger et réfrigérer 2 heures.
2. Placez les emballages d'œufs sur un plan de travail, répartissez le mélange de poulet dessus, roulez et scellez les bords.
3. Faites chauffer une poêle avec de l'huile végétale à feu moyen-vif, ajoutez les nems, faites cuire jusqu'à ce qu'ils soient dorés, retournez et faites cuire également de l'autre côté.
4. Disposez-les sur une assiette de service et servez-les.

Apprécier!

Nutrition:calories 220, lipides 7, fibres 2, glucides 6, protéines 10

Chips au fromage Halloumi

Ceux-ci sont tellement croustillants et délicieux !

Temps de préparation : 10 minutes
Temps de cuisson : 5 minutes
Portions : 4

Ingrédients:

- 1 tasse de sauce marinara
- 8 onces de fromage halloumi, séché et tranché
- 2 onces de suif

Directions:

1. Chauffer une poêle avec du suif à feu moyen-vif.
2. Ajouter les morceaux de halloumi, couvrir, cuire 2 minutes de chaque côté et transférer sur du papier absorbant.
3. Égoutter l'excès de graisse, transférer dans un bol et servir avec la sauce marinara en accompagnement.

Apprécier!

Nutrition: calories 200, lipides 16, fibres 1, glucides 1, protéines 13

Chips de jalapeño

C'est si facile à réaliser à la maison !

Temps de préparation : 10 minutes
Temps de cuisson : 25 minutes
Portions : 20

Ingrédients:

- 3 cuillères à soupe d'huile d'olive
- 5 jalapenos, tranchés
- 8 onces de parmesan, râpé
- ½ cuillère à café de poudre d'oignon
- Sel et poivre noir au goût
- Sauce Tabasco pour servir

Directions:

1. Dans un bol, mélanger les tranches de jalapeño avec le sel, le poivre, l'huile et la poudre d'oignon, mélanger pour bien enrober et étaler sur une plaque à pâtisserie tapissée.
2. Placer au four à 450°F et cuire au four pendant 15 minutes.

3. Retirez les tranches de jalapeño du four et laissez-les refroidir.
4. Dans un bol, mélanger les tranches de poivron avec le fromage et bien presser.
5. Disposez toutes les tranches sur une autre plaque à pâtisserie tapissée, remettez au four et faites cuire encore 10 minutes.
6. Laisser les jalapenos refroidir, disposer sur une assiette et servir avec la sauce Tabasco en accompagnement.

Apprécier!

Nutrition: calories 50, lipides 3, fibres 0,1, glucides 0,3, protéines 2

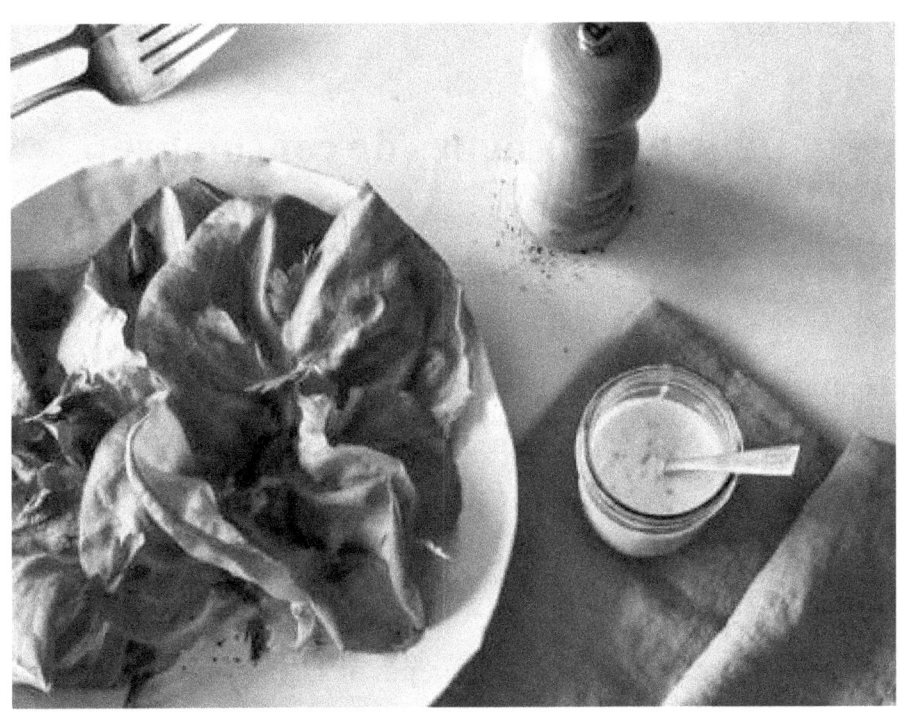

Délicieuses coupes de concombre

Préparez-vous à goûter quelque chose de vraiment élégant et délicieux !

Temps de préparation : 10 minutes
Temps de cuisson : 0 minutes
Portions : 24

Ingrédients:

- 2 concombres, pelés, coupés en tranches de ¾ de pouce et quelques graines récupérées
- ½ tasse de crème sure
- Sel et poivre blanc au goût
- 6 onces de saumon fumé, émietté
- 1/3 tasse de coriandre, hachée
- 2 cuillères à café de jus de citron vert
- 1 cuillère à soupe de zeste de citron vert
- Une pincée de poivre de Cayenne

Directions:

1. Dans un bol, mélanger le saumon avec le sel, le poivre, le poivre de Cayenne, la crème sure, le jus et le zeste de citron vert et la coriandre et bien mélanger.

2. Remplissez chaque coupe de concombre avec ce mélange de saumon, disposez-la sur une assiette et servez comme apéritif céto.

Apprécier!

Nutrition:calories 30, lipides 11, fibres 1, glucides 1, protéines 2

Salade de caviar

C'est tellement élégant ! C'est tellement délicieux et sophistiqué !

Temps de préparation : 6 minutes
Temps de cuisson : 0 minutes
Portions : 16

Ingrédients:

- 8 œufs durs, pelés et écrasés à la fourchette
- 4 onces de caviar noir
- 4 onces de caviar rouge
- Sel et poivre noir au goût
- 1 oignon jaune, finement haché
- ¾ tasse de mayonnaise
- Quelques tranches de baguette grillées pour servir

Directions:

1. Dans un bol, mélangez la purée d'œufs avec la mayonnaise, le sel, le poivre et l'oignon et mélangez bien.
2. Étalez la salade aux œufs sur les tranches de baguette grillées et garnissez chacune de caviar.

Apprécier!

Nutrition: calories 122, lipides 8, fibres 1, glucides 4, protéines 7

Brochettes marinées

C'est l'apéritif parfait pour un barbecue d'été !

Temps de préparation : 20 minutes
Temps de cuisson : 10 minutes
Portions : 6

Ingrédients:

- 1 poivron rouge, coupé en morceaux
- 1 poivron vert, coupé en morceaux
- 1 poivron orange, coupé en morceaux
- 2 livres de steak de surlonge, coupé en cubes moyens
- 4 gousses d'ail, émincées
- 1 oignon rouge, haché
- Sel et poivre noir au goût
- 2 cuillères à soupe de moutarde de Dijon
- 2 1/2 cuillères à soupe de sauce Worcestershire
- ¼ tasse de sauce tamari
- ¼ tasse de jus de citron
- ½ tasse d'huile d'olive

Directions:

1. Dans un bol, mélangez la sauce Worcestershire avec le sel, le poivre, l'ail, la moutarde, le tamari, le jus de citron et l'huile et mélangez très bien.
2. Ajoutez le bœuf, les poivrons et les morceaux d'oignon à ce mélange, mélangez pour bien enrober et laissez reposer quelques minutes.
3. Disposer le poivron, les cubes de viande et les morceaux d'oignon sur des brochettes en alternant les couleurs, placer sur le gril préchauffé à feu moyen-vif, cuire 5 minutes de chaque côté, transférer dans un plat de service et servir comme apéritif céto d'été.

Apprécier!

Nutrition: calories 246, lipides 12, fibres 1, glucides 4, protéines 26

Rouleaux de courgettes simples

Il faut essayer cet apéritif simple et très savoureux le plus tôt possible !

Temps de préparation : 10 minutes
Temps de cuisson : 5 minutes
Portions : 24

Ingrédients:

- 2 cuillères à soupe d'huile d'olive
- 3 courgettes coupées en fines tranches
- 24 feuilles de basilic
- 2 cuillères à soupe de menthe hachée
- 1 1/3 tasse de fromage cottage
- Sel et poivre noir au goût
- ¼ tasse de basilic haché
- Sauce tomate pour servir

Directions:

1. Badigeonnez les tranches de courgettes d'huile d'olive, assaisonnez de sel et de poivre des deux côtés, placez-les sur le grill préchauffé à feu moyen, laissez cuire 2 minutes, retournez et laissez cuire encore 2 minutes.

2. Disposez les tranches de courgettes sur une assiette et laissez-les de côté pour le moment.
3. Dans un bol, mélangez la ricotta avec le basilic haché, la menthe, le sel et le poivre et mélangez bien.
4. Étalez-le sur les tranches de courgettes, divisez également les feuilles de basilic entières, roulez et servez en entrée avec un peu de sauce tomate à part.

Apprécier!

Nutrition:calories 40, lipides 3, fibres 0,3, glucides 1, protéines 2

Craquelins verts simples

Ils sont vraiment amusants à préparer et ont un goût incroyable !

Temps de préparation : 10 minutes
Temps de cuisson : 24 heures
Portions : 6

Ingrédients:

- 2 tasses de graines de lin, moulues
- 2 tasses de graines de lin, trempées toute la nuit et égouttées
- 4 bottes de chou frisé, hachées
- 1 bouquet de basilic haché
- ½ botte de céleri haché
- 4 gousses d'ail, émincées
- 1/3 tasse d'huile d'olive

Directions:

1. Dans votre robot culinaire, mélangez les graines de lin moulues avec le céleri, le chou frisé, le basilic et l'ail et mélangez bien.
2. Ajouter l'huile et les graines de lin trempées et mélanger à nouveau.

3. Étalez-le sur un plateau, coupez-le en crackers moyens, mettez-le dans votre déshydrateur et séchez-le pendant 24 heures à 115 degrés F en les retournant à mi-cuisson.
4. Disposez-les sur une assiette de service et servez.

Apprécier!

Nutrition: calories 100, lipides 1, fibres 2, glucides 1, protéines 4

Terrine de Pesto et Fromage

Cela a l'air tellement incroyable et a un goût incroyable !

Temps de préparation : 30 minutes
Temps de cuisson : 0 minutes
Portions : 10

Ingrédients:

- ½ tasse de crème épaisse
- 10 onces de fromage de chèvre, émietté
- 3 cuillères à soupe de pesto de basilic
- Sel et poivre noir au goût
- 5 tomates séchées, hachées
- ¼ tasse de pignons de pin, grillés et hachés
- 1 cuillère à soupe de pignons de pin grillés et hachés

Directions:

1. Dans un bol, mélangez le chèvre avec la crème, salez et poivrez et mélangez au batteur.
2. Versez la moitié de ce mélange dans un bol tapissé et étalez.
3. Ajouter le pesto sur le dessus et tartiner également.

4. Ajoutez une autre couche de fromage, puis ajoutez les tomates séchées au soleil et ¼ tasse de pignons de pin.
5. Étalez une dernière couche de fromage et décorez avec 1 cuillère à soupe de pignons de pin.
6. Réserver un moment au réfrigérateur, retourner sur une assiette et servir.

Apprécier!

Nutrition: calories 240, lipides 12, fibres 3, glucides 5, protéines 12

Sauce avocat

Vous le ferez encore et encore ! C'est comme ça que c'est savoureux !

Temps de préparation : 10 minutes
Temps de cuisson : 0 minutes
Portions : 4

Ingrédients:

- 1 petit oignon rouge, haché
- 2 avocats dénoyautés, pelés et hachés
- 3 piments jalapeño, hachés
- Sel et poivre noir au goût
- 2 cuillères à soupe de poudre de cumin
- 2 cuillères à soupe de jus de citron vert
- ½ tomate, hachée

Directions:

1. Dans un bol, mélangez l'oignon avec l'avocat, les poivrons, le sel, le poivre noir, le cumin, le jus de citron vert et les morceaux de tomates et mélangez bien.
2. Transférer dans un bol et servir avec des tranches de baguette grillées comme apéritif céto.

Apprécier!

Nutrition: calories 120, lipides 2, fibres 2, glucides 0,4, protéines 4

De délicieuses chips aux œufs

Voulez-vous surprendre tout le monde ? Alors, essayez ces chips !

Temps de préparation : 5 minutes
Temps de cuisson : 10 minutes
Portions : 2

Ingrédients:

- ½ cuillère à soupe d'eau
- 2 cuillères à soupe de parmesan haché
- 4 blancs d'œufs
- Sel et poivre noir au goût

Directions:

1. Dans un bol, mélangez les blancs d'œufs avec le sel, le poivre et l'eau et battez bien.
2. Versez-le dans un moule à muffins, saupoudrez de fromage, placez au four à 400 degrés F et faites cuire au four pendant 15 minutes.
3. Transférer les chips de blanc d'œuf dans un plat de service et servir avec une trempette céto en accompagnement.

Apprécier!

Nutrition:calories 120, lipides 2, fibres 1, glucides 2, protéines 7

Chips de chili et de lime

Ces crackers vous surprendront par leur goût incroyable !

Temps de préparation : 10 minutes
Temps de cuisson : 20 minutes
Portions : 4

Ingrédients:

- 1 tasse de farine d'amande
- Sel et poivre noir au goût
- 1 ½ cuillères à café de zeste de citron vert
- 1 cuillère à café de jus de citron vert
- 1 oeuf

Directions:

1. Dans un bol, mélangez la farine d'amande avec le zeste de citron vert, le jus de citron vert et le sel et mélangez.
2. Ajoutez l'œuf et battez bien à nouveau.
3. Divisez-le en 4 parties, roulez chacune en boule puis étalez-la bien avec un rouleau à pâtisserie.
4. Coupez chacun en 6 triangles, disposez-les tous sur une plaque à pâtisserie tapissée, placez au four à 350°F et faites cuire au four pendant 20 minutes.

Apprécier!

Nutrition: calories 90, lipides 1, fibres 1, glucides 0,6, protéines 3

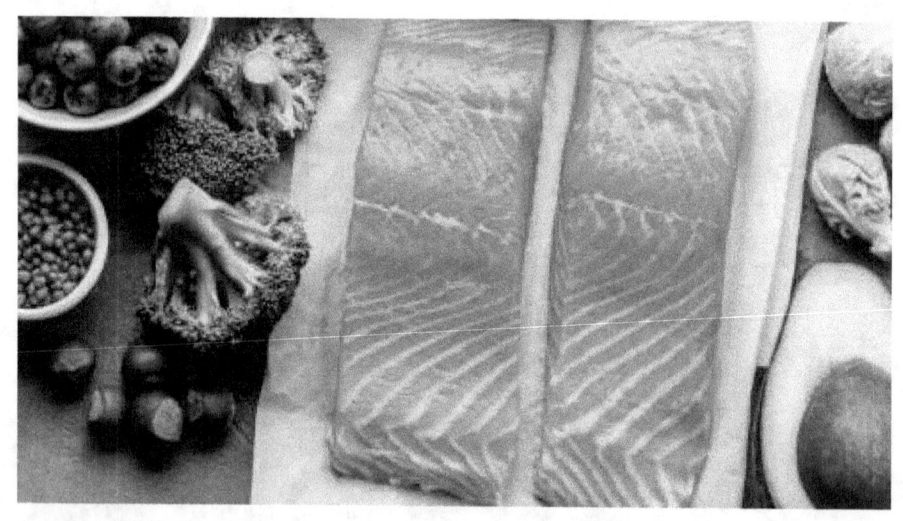

sauce aux artichauts

C'est tellement riche et savoureux !

Temps de préparation : 10 minutes
Temps de cuisson : 15 minutes
Portions : 16

Ingrédients:

- ¼ tasse de crème sure
- ¼ tasse de crème épaisse
- ¼ tasse de mayonnaise
- ¼ tasse d'échalotes, hachées
- 1 cuillère à soupe d'huile d'olive
- 2 gousses d'ail, hachées
- 4 onces de fromage à la crème
- ½ tasse de parmesan râpé
- 1 tasse de mozzarella, râpée
- 4 onces de fromage feta, émietté
- 1 cuillère à soupe de vinaigre balsamique
- 28 onces de cœurs d'artichauts en conserve, hachés
- Sel et poivre noir au goût
- 10 onces d'épinards, hachés

Directions:
1. Faites chauffer une poêle avec de l'huile à feu moyen, ajoutez les échalotes et l'ail, mélangez et laissez cuire 3 minutes.
2. Ajoutez la crème et le fromage frais et mélangez.
3. Ajoutez également la crème sure, le parmesan, la mayonnaise, la feta et la mozzarella, mélangez et réduisez le feu.
4. Ajouter les artichauts, les épinards, le sel, le poivre et le vinaigre, bien mélanger, retirer du feu et transférer dans un bol.
5. Servir comme une délicieuse trempette céto.

Apprécier!

Nutrition: calories 144, lipides 12, fibres 2, glucides 5, protéines 5

Recettes de poisson et fruits de mer cétogènes

Galette de poisson spéciale

C'est vraiment crémeux et riche !

Temps de préparation : 10 minutes
Temps de cuisson: 1 heure et 10 minutes
Portions : 6

Ingrédients:

- 1 oignon rouge, haché
- 2 filets de saumon, sans peau et coupés en morceaux moyens
- 2 filets de maquereau, sans peau et coupés en morceaux moyens
- 3 filets d'aiglefin et coupés en morceaux moyens
- 2 feuilles de laurier
- ¼ tasse de ghee + 2 cuillères à soupe de ghee
- 1 tête de chou-fleur, fleurs séparées
- 4 œufs
- 4 clous de girofle
- 1 tasse de crème fouettée
- ½ tasse d'eau
- Une pincée de muscade moulue
- 1 cuillère à café de moutarde de Dijon

- 1 tasse de fromage cheddar, râpé + ½ tasse de fromage cheddar, râpé
- Un peu de persil haché
- Sel et poivre noir au goût
- 4 cuillères à soupe de ciboulette hachée

Directions:

1. Mettez un peu d'eau dans une casserole, salez, portez à ébullition sur feu moyen, ajoutez les œufs, laissez cuire 10 minutes, retirez du feu, égouttez, laissez refroidir, épluchez et coupez en quartiers.
2. Placer l'eau dans une autre casserole, porter à ébullition, ajouter les fleurons de chou-fleur, cuire 10 minutes, égoutter, transférer dans le mixeur, ajouter ¼ tasse de ghee, bien battre et transférer dans un bol.
3. Mettez la crème et ½ tasse d'eau dans une casserole, ajoutez le poisson, mélangez et faites chauffer à feu moyen.
4. Ajouter l'oignon, les clous de girofle et les feuilles de laurier, porter à ébullition, baisser le feu et laisser mijoter 10 minutes.
5. Retirer du feu, transférer le poisson dans un plat allant au four et réserver.
6. Faites chauffer à nouveau la poêle avec la sauce de poisson, ajoutez la muscade, mélangez et laissez cuire 5 minutes.
7. Retirer du feu, jeter les clous de girofle et les feuilles de laurier, ajouter 1 tasse de fromage cheddar et 2 cuillères à soupe de ghee et bien mélanger.

8. Placez les quartiers d'œufs sur le poisson dans le plat allant au four.
9. Ajouter la sauce à la crème et au fromage, garnir de purée de chou-fleur, saupoudrer du reste du cheddar, de la ciboulette et du persil, mettre au four à 400 degrés pendant 30 minutes.
10. Laissez le gâteau refroidir un peu avant de le trancher et de le servir.

Apprécier!

Nutrition:calories 300, lipides 45, fibres 3, glucides 5, protéines 26

Délicieux poisson au four

C'est un plat céto facile à déguster pour le dîner de ce soir !

Temps de préparation : 10 minutes
Temps de cuisson : 30 minutes
Portions : 4

Ingrédients:

- 1 livre d'aiglefin
- 3 cuillères à café d'eau
- 2 cuillères à soupe de jus de citron
- Sel et poivre noir au goût
- 2 cuillères à soupe de mayonnaise
- 1 cuillère à café d'aneth
- Aérosol de cuisson
- Une pincée d'assaisonnement vieux laurier

Directions:

1. Vaporiser une plaque à pâtisserie avec un peu d'huile de cuisson.
2. Ajouter le jus de citron, l'eau et le poisson et remuer pour enrober légèrement.

3. Ajouter le sel, le poivre, l'assaisonnement au vieux laurier et l'aneth et mélanger à nouveau.
4. Ajouter la mayonnaise et bien étaler.
5. Mettre au four à 350 degrés F et cuire au four pendant 30 minutes.
6. Répartir dans les assiettes et servir.

Apprécier!

Nutrition:calories 104, lipides 12, fibres 1, glucides 0,5, protéines 20

Tilapia incroyable

Cet excellent plat est parfait pour une soirée spéciale !

Temps de préparation : 10 minutes
Temps de cuisson : 10 minutes
Portions : 4

Ingrédients:

- 4 filets de tilapia désossés
- Sel et poivre noir au goût
- ½ tasse de parmesan râpé
- 4 cuillères à soupe de mayonnaise
- ¼ cuillère à café de basilic séché
- ¼ cuillère à café de poudre d'ail
- 2 cuillères à soupe de jus de citron
- ¼ tasse de ghee
- Aérosol de cuisson
- Une pincée de poudre d'oignon

Directions:

1. Vaporisez une plaque à pâtisserie d'enduit à cuisson, placez le tilapia dessus, assaisonnez de sel et de poivre, placez sur le gril préchauffé et laissez cuire 3 minutes.

2. Retournez le poisson de l'autre côté et faites-le griller encore 3 minutes.
3. Dans un bol, mélanger le parmesan avec la mayonnaise, le basilic, l'ail, le jus de citron, la poudre d'oignon et le ghee et bien mélanger.
4. Ajoutez le poisson à ce mélange, mélangez bien pour bien l'enrober, placez-le sur la plaque à pâtisserie et faites griller encore 3 minutes.
5. Transférer dans des assiettes et servir.

Apprécier!

Nutrition: calories 175, lipides 10, fibres 0, glucides 2, protéines 17

Truite incroyable et sauce spéciale

Il ne vous reste plus qu'à essayer cette merveilleuse combinaison ! Ce plat céto est incroyable !

Temps de préparation : 10 minutes
Temps de cuisson : 10 minutes
Portions : 1

Ingrédients:

- 1 gros filet de truite
- Sel et poivre noir au goût
- 1 cuillère à soupe d'huile d'olive
- 1 cuillère à soupe de beurre clarifié
- Zeste et jus d'1 orange
- Une poignée de persil haché
- ½ tasse de pacanes, hachées

Directions:

1. Faites chauffer une poêle avec de l'huile à feu moyen-vif, ajoutez le filet de poisson, assaisonnez de sel et de poivre, faites cuire 4 minutes de chaque côté, transférez dans une assiette et réservez au chaud pour l'instant.

2. Faites chauffer la même poêle avec le ghee à feu moyen, ajoutez les noix de pécan, remuez et faites griller pendant 1 minute.
3. Ajoutez le jus et le zeste d'orange, un peu de sel et de poivre et le persil haché, mélangez, laissez cuire 1 minute et versez sur le filet de poisson.
4. Sers immédiatement.

Apprécier!

Nutrition: calories 200, lipides 10, fibres 2, glucides 1, protéines 14

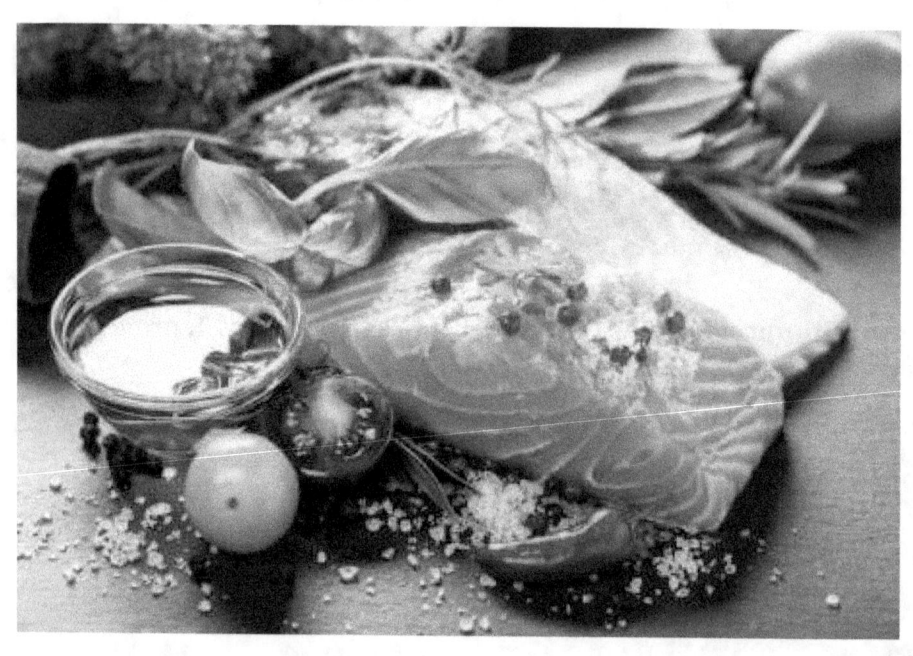

Merveilleuse sauce à la truite et au beurre clarifié

Le poisson se marie très bien avec la sauce ! Vous devez l'essayer aujourd'hui!

Temps de préparation : 10 minutes
Temps de cuisson : 10 minutes
Portions : 4

Ingrédients:

- 4 filets de truite
- Sel et poivre noir au goût
- 3 cuillères à café de zeste de citron râpé
- 3 cuillères à soupe de ciboulette hachée
- 6 cuillères à soupe de beurre clarifié
- 2 cuillères à soupe d'huile d'olive
- 2 cuillères à café de jus de citron

Directions:

1. Assaisonner la truite avec du sel et du poivre, arroser d'huile d'olive et masser un peu.

2. Chauffer le gril de la cuisine à feu moyen-vif, ajouter les filets de poisson, cuire 4 minutes, retourner et cuire encore 4 minutes.
3. Pendant ce temps, faites chauffer une poêle avec le beurre clarifié sur feu moyen, ajoutez le sel, le poivre, la ciboulette, le jus et le zeste de citron et mélangez bien.
4. Répartissez les filets de poisson dans les assiettes, versez dessus la sauce ghee et servez.

Apprécier!

Nutrition: calories 320, lipides 12, fibres 1, glucides 2, protéines 24

Saumon Rôti

N'hésitez pas à le servir pour une occasion spéciale !

Temps de préparation : 10 minutes
Temps de cuisson : 12 minutes
Portions : 4

Ingrédients:

- 2 cuillères à soupe de beurre clarifié, mou
- 1 et ¼ livre de filet de saumon
- 2 onces de Kimchi, finement haché
- Sel et poivre noir au goût

Directions:

1. Dans votre robot culinaire, mélangez le ghee avec le Kimchi et mélangez bien.
2. Frottez le saumon avec le mélange de sel, de poivre et de Kimchi et placez-le sur une plaque à pâtisserie.
3. Mettre au four à 425 degrés F et cuire au four pendant 15 minutes.
4. Répartir dans les assiettes et servir avec une salade d'accompagnement.

Apprécier!

Nutrition:calories 200, lipides 12, fibres 0, glucides 3, protéines 21

Délicieuses boulettes de saumon

Associez ces savoureuses galettes de saumon à une sauce dijonnaise et dégustez !

Temps de préparation : 10 minutes
Temps de cuisson : 30 minutes
Portions : 4

Ingrédients:

- 2 cuillères à soupe de beurre clarifié
- 2 gousses d'ail, hachées
- 1/3 tasse d'oignon, haché
- 1 livre de saumon sauvage, désossé et haché
- ¼ tasse de ciboulette hachée
- 1 oeuf
- 2 cuillères à soupe de moutarde de Dijon
- 1 cuillère à soupe de farine de noix de coco
- Sel et poivre noir au goût

Pour la sauce:

- 4 gousses d'ail, émincées
- 2 cuillères à soupe de beurre clarifié
- 2 cuillères à soupe de moutarde de Dijon

- Jus et zeste d'1 citron
- 2 tasses de crème de coco
- 2 cuillères à soupe de ciboulette hachée

Directions:

1. Faites chauffer une poêle avec 2 cuillères à soupe de ghee à feu moyen, ajoutez l'oignon et 2 gousses d'ail, remuez, laissez cuire 3 minutes et transférez dans un bol.
2. Dans un autre bol, mélangez l'oignon et l'ail avec le saumon, la ciboulette, la farine de coco, le sel, le poivre, 2 cuillères à soupe de moutarde et l'œuf et mélangez bien.
3. Former des galettes avec le mélange de saumon, les déposer sur une plaque à pâtisserie, les mettre au four à 350°F et cuire au four pendant 25 minutes.
4. Pendant ce temps, faites chauffer une poêle avec 2 cuillères à soupe de ghee à feu moyen, ajoutez 4 gousses d'ail, remuez et laissez cuire 1 minute.
5. Ajoutez la crème de coco, 2 cuillères à soupe de moutarde de Dijon, le jus et le zeste de citron ainsi que la ciboulette, remuez et laissez cuire 3 minutes.
6. Sortez les boulettes de saumon du four, versez-les dans la sauce dijonnaise, faites-les revenir, laissez cuire 1 minute et retirez du feu.

7. Répartir dans des bols et servir.

Apprécier!

Nutrition:calories 171, lipides 5, fibres 1, glucides 6, protéines 23

Saumon à la sauce aux câpres

Ce plat est délicieux et très simple à réaliser !

Temps de préparation : 10 minutes
Temps de cuisson : 20 minutes
Portions : 3

Ingrédients:

- 3 filets de saumon
- Sel et poivre noir au goût
- 1 cuillère à soupe d'huile d'olive
- 1 cuillère à soupe d'assaisonnement italien
- 2 cuillères à soupe de câpres
- 3 cuillères à soupe de jus de citron
- 4 gousses d'ail, émincées
- 2 cuillères à soupe de beurre clarifié

Directions:

1. Faites chauffer une poêle avec de l'huile d'olive à feu moyen, ajoutez les filets de poisson côté peau vers le haut, assaisonnez avec du sel, du poivre et des assaisonnements italiens, laissez cuire 2 minutes,

retournez et laissez cuire encore 2 minutes, retirez du feu, couvrez la poêle et laissez de côté. Pour 15 minutes.
2. Transférez le poisson dans une assiette et laissez-le de côté.
3. Faites chauffer la même poêle à feu moyen, ajoutez les câpres, le jus de citron et l'ail, remuez et laissez cuire 2 minutes.
4. Retirez la casserole du feu, ajoutez le beurre clarifié et mélangez bien.
5. Remettez le poisson dans la poêle et assaisonnez avec la sauce.
6. Répartir dans les assiettes et servir.

Apprécier!

Nutrition: calories 245, lipides 12, fibres 1, glucides 3, protéines 23

Huîtres grillées simples

Ce sont tellement juteux et délicieux !

Temps de préparation : 10 minutes
Temps de cuisson : 10 minutes
Portions : 3

Ingrédients:

- 6 grosses huîtres écaillées
- 3 gousses d'ail, émincées
- 1 citron coupé en quartiers
- 1 cuillère à soupe de persil
- Une pincée de paprika doux
- 2 cuillères à soupe de ghee fondu

Directions:

1. Garnir chaque huître de ghee, de persil, de paprika et de ghee.
2. Placez-les sur le gril préchauffé à feu moyen-vif et laissez cuire 8 minutes.
3. Servez-les avec des quartiers de citron en accompagnement.

Apprécier!

Nutrition:calories 60, lipides 1, fibres 0, glucides 0,6, protéines 1

Flétan au four

C'est un poisson délicieux et si vous choisissez de le préparer de cette façon, vous finirez par l'adorer vraiment !

Temps de préparation : 10 minutes
Temps de cuisson : 10 minutes
Portions : 4

Ingrédients:

- ½ tasse de parmesan râpé
- ¼ tasse de ghee
- ¼ tasse de mayonnaise
- 2 cuillères à soupe d'oignons verts, hachés
- 6 gousses d'ail, émincées
- Une pincée de sauce Tabasco
- 4 filets de flétan
- Sel et poivre noir au goût
- Jus de ½ citron

Directions:

1. Assaisonnez le flétan avec du sel, du poivre et un peu de jus de citron, placez-le sur une plaque à pâtisserie et faites cuire au four à 450 degrés pendant 6 minutes.

2. Pendant ce temps, faites chauffer une poêle avec le ghee à feu moyen, ajoutez le parmesan, la mayonnaise, les oignons verts, la sauce Tabasco, l'ail et le reste du jus de citron et mélangez bien.
3. Sortez le poisson du four, nappez-le de sauce au parmesan, mettez le four sur gril et faites cuire le poisson pendant 3 minutes.
4. Répartir dans les assiettes et servir.

Apprécier!

Nutrition:calories 240, lipides 12, fibres 1, glucides 5, protéines 23

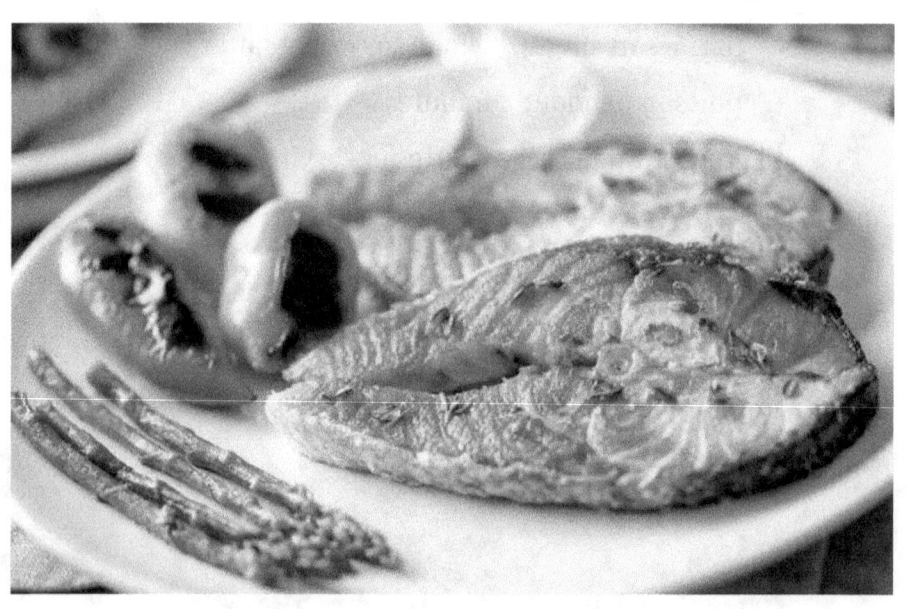

Saumon En Croûte

La croûte est magnifique !

Temps de préparation : 10 minutes
Temps de cuisson : 15 minutes
Portions : 4

Ingrédients:

- 3 gousses d'ail, émincées
- 2 livres de filet de saumon
- Sel et poivre noir au goût
- ½ tasse de parmesan râpé
- ¼ tasse de persil haché

Directions:

1. Placer le saumon sur une plaque à pâtisserie tapissée, assaisonner de sel et de poivre, couvrir de papier sulfurisé, mettre au four à 425 degrés et cuire au four pendant 10 minutes.
2. Sortez le poisson du four, saupoudrez de parmesan, de persil et d'ail, remettez au four et laissez cuire encore 5 minutes.
3. Répartir dans les assiettes et servir.

Apprécier!

Nutrition:calories 240, lipides 12, fibres 1, glucides 0,6, protéines 25

Saumon à la crème sure

C'est un plat céto parfait pour un repas du week-end !

Temps de préparation : 10 minutes
Temps de cuisson : 15 minutes
Portions : 4

Ingrédients:

- 4 filets de saumon
- Un filet d'huile d'olive
- Sel et poivre noir au goût
- 1/3 tasse de parmesan, râpé
- 1 cuillère à café et demie de moutarde
- ½ tasse de crème sure

Directions:

1. Placer le saumon sur une plaque à pâtisserie tapissée, assaisonner de sel, de poivre et d'un filet d'huile.
2. Dans un bol, mélangez la crème sure avec le parmesan, la moutarde, le sel et le poivre et mélangez bien.
3. Versez ce mélange de crème sure sur le saumon, placez au four à 350 degrés F et faites cuire au four pendant 15 minutes.

4. Répartir dans les assiettes et servir. Apprécier!

Nutrition:calories 200, lipides 6, fibres 1, glucides 4, protéines 20

Saumon grillé

Ce saumon grillé devrait être servi avec une salsa d'avocat !

Temps de préparation : 30 minutes
Temps de cuisson : 10 minutes
Portions : 4

Ingrédients:

- 4 filets de saumon
- 1 cuillère à soupe d'huile d'olive
- Sel et poivre noir au goût
- 1 cuillère à café de cumin moulu
- 1 cuillère à café de paprika doux
- ½ cuillère à café de poudre de chili ancho
- 1 cuillère à café de poudre d'oignon

Pour la sauce:

- 1 petit oignon rouge, haché
- 1 avocat dénoyauté, pelé et haché
- 2 cuillères à soupe de coriandre hachée
- Jus de 2 citrons verts
- Sel et poivre noir au goût

Directions:

1. Dans un bol, mélanger le sel, le poivre, la poudre de chili, la poudre d'oignon, le paprika et le cumin.
2. Frottez le saumon avec ce mélange, arrosez d'huile, frottez à nouveau et faites cuire sur le grill préchauffé 4 minutes de chaque côté.
3. Pendant ce temps, dans un bol, mélangez l'avocat avec l'oignon rouge, le sel, le poivre, la coriandre et le jus de citron vert et mélangez.
4. Répartir le saumon dans les assiettes et recouvrir chaque filet de sauce à l'avocat.

Apprécier!

Nutrition: calories 300, lipides 14, fibres 4, glucides 5, protéines 20

Délicieuses galettes de thon

Il ne vous reste plus qu'à préparer ces gâteaux céto pour votre famille ce soir !

Temps de préparation : 10 minutes
Temps de cuisson : 10 minutes
Portions : 12

Ingrédients:

- 15 onces de thon en conserve, bien égoutter et émietter
- 3 oeufs
- ½ cuillère à café d'aneth séché
- 1 cuillère à café de persil séché
- ½ tasse d'oignon rouge, haché
- 1 cuillère à café de poudre d'ail
- Sel et poivre noir au goût
- Huile de friture

Directions:

1. Dans un bol, mélangez le thon avec le sel, le poivre, l'aneth, le persil, l'oignon, la poudre d'ail et les œufs et mélangez bien.
2. Formez vos gâteaux et disposez-les sur une assiette.

3. Faites chauffer une poêle avec un filet d'huile à feu moyen-vif, ajoutez les galettes de thon, faites cuire 5 minutes de chaque côté.
4. Répartir dans les assiettes et servir.

Apprécier!

Nutrition: calories 140, lipides 2, fibres 1, glucides 0,6, protéines 6

Code très savoureux

Aujourd'hui, nous vous recommandons d'essayer un plat de morue céto !

Temps de préparation : 10 minutes
Temps de cuisson : 20 minutes
Portions : 4

Ingrédients:

- 1 livre de morue, coupée en morceaux moyens
- Sel et poivre noir au goût
- 2 oignons verts, hachés
- 3 gousses d'ail, émincées
- 3 cuillères à soupe de sauce soja
- 1 tasse de bouillon de poisson
- 1 cuillère à soupe de vinaigre balsamique
- 1 cuillère à soupe de gingembre, râpé
- ½ cuillère à café de piment haché

Directions:

1. Faites chauffer une poêle à feu moyen-vif, ajoutez les morceaux de poisson et faites-les dorer quelques minutes de chaque côté.

2. Ajoutez l'ail, les oignons verts, le sel, le poivre, la sauce soja, le bouillon de poisson, le vinaigre, le piment et le gingembre, remuez, couvrez, réduisez le feu et laissez cuire 20 minutes.
3. Répartir dans les assiettes et servir.

Apprécier!

Nutrition:calories 154, lipides 3, fibres 0,5, glucides 4, protéines 24

Morue à la roquette

C'est un excellent repas céto qui sera prêt à être servi en un rien de temps !

Temps de préparation : 10 minutes
Temps de cuisson : 20 minutes
Portions : 2

Ingrédients:

- 2 filets de cabillaud
- 1 cuillère à soupe d'huile d'olive
- Sel et poivre noir au goût
- Jus de 1 citron
- 3 tasses de roquette
- ½ tasse d'olives noires, dénoyautées et tranchées
- 2 cuillères à soupe de câpres
- 1 gousse d'ail émincée

Directions:

1. Disposez les filets de poisson dans un plat allant au four, assaisonnez avec du sel, du poivre, un filet d'huile et du jus de citron, mélangez bien, mettez au four à 450 degrés et enfournez pour 20 minutes.

2. Dans votre robot culinaire, mélangez la roquette avec le sel, le poivre, les câpres, les olives et l'ail et mélangez un peu.
3. Disposer le poisson dans des assiettes, garnir de tapenade de roquette et servir.

Apprécier!

Nutrition: calories 240, lipides 5, fibres 3, glucides 3, protéines 10

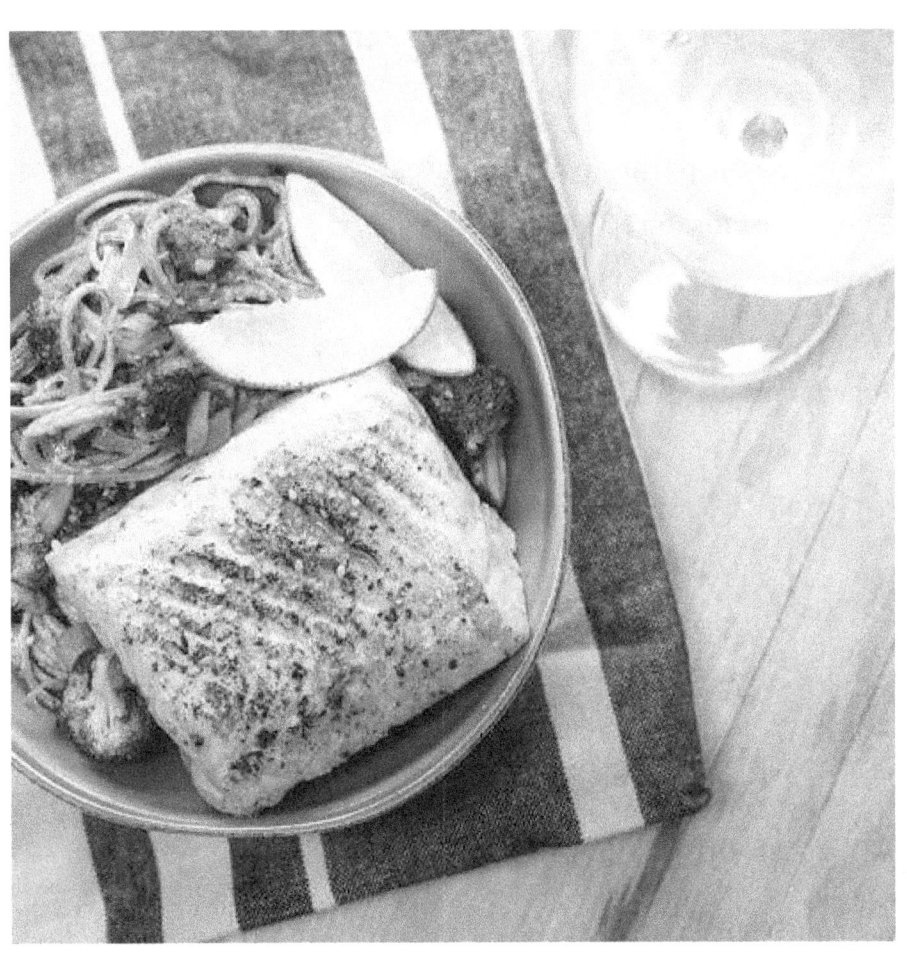

Flétan et légumes au four

Vous allez adorer cette excellente idée céto !

Temps de préparation : 10 minutes
Temps de cuisson : 35 minutes
Portions : 2

Ingrédients:

- 1 poivron rouge, haché grossièrement
- 1 poivron jaune, haché grossièrement
- 1 cuillère à café de vinaigre balsamique
- 1 cuillère à soupe d'huile d'olive
- 2 filets de flétan
- 2 tasses de bébés épinards
- Sel et poivre noir au goût
- 1 cuillère à café de cumin

Directions:

1. Dans un bol, mélanger les poivrons avec le sel, le poivre, la moitié de l'huile et le vinaigre, bien mélanger et transférer dans un plat allant au four.
2. Placer au four à 400°F et cuire au four pendant 20 minutes.

3. Faites chauffer une poêle avec le reste de l'huile à feu moyen, ajoutez le poisson, assaisonnez de sel, poivre et cumin et faites dorer sur toutes les faces.
4. Sortez la casserole du four, ajoutez les épinards, mélangez délicatement et répartissez le tout dans les assiettes.
5. Ajoutez le poisson séparément, saupoudrez à nouveau de sel et de poivre et servez.

Apprécier!

Nutrition:calories 230, lipides 12, fibres 1, glucides 4, protéines 9

Curry de poisson savoureux

Avez-vous déjà essayé un curry cétogène ? Alors vous devriez vraiment faire attention ensuite !

Temps de préparation : 10 minutes
Temps de cuisson : 25 minutes
Portions : 4

Ingrédients:

- 4 filets de poisson blanc
- ½ cuillère à café de graines de moutarde
- Sel et poivre noir au goût
- 2 piments verts, hachés
- 1 cuillère à café de gingembre, râpé
- 1 cuillère à café de curry en poudre
- ¼ cuillère à café de cumin moulu
- 4 cuillères à soupe d'huile de coco
- 1 petit oignon rouge, haché
- 1 pouce de racine de curcuma, râpée
- ¼ tasse de coriandre
- 1 ½ tasse de crème de coco
- 3 gousses d'ail, émincées

Directions:
1. Faites chauffer une poêle avec la moitié de l'huile de coco à feu moyen, ajoutez les graines de moutarde et laissez cuire 2 minutes.
2. Ajoutez le gingembre, l'oignon et l'ail, remuez et laissez cuire 5 minutes.
3. Ajoutez le curcuma, la poudre de curry, les piments et le cumin, remuez et laissez cuire encore 5 minutes.
4. Ajoutez le lait de coco, salez et poivrez, mélangez, portez à ébullition et laissez cuire 15 minutes.
5. Faites chauffer une autre poêle avec le reste de l'huile à feu moyen, ajoutez le poisson, remuez et laissez cuire 3 minutes.
6. Ajoutez-le à la sauce curry, remuez et laissez cuire encore 5 minutes.
7. Ajoutez la coriandre, mélangez, répartissez dans des bols et servez.

Apprécier!

Nutrition: calories 500, lipides 34, fibres 7, glucides 6, protéines 44

Crevettes Délicieuses

C'est une idée facile et savoureuse pour le dîner !

Temps de préparation : 10 minutes
Temps de cuisson : 10 minutes
Portions : 4

Ingrédients:

- 2 cuillères à soupe d'huile d'olive
- 1 cuillère à soupe de beurre clarifié
- 1 livre de crevettes, décortiquées et nettoyées
- 2 cuillères à soupe de jus de citron
- 2 cuillères à soupe d'ail, émincé
- 1 cuillère à soupe de zeste de citron
- Sel et poivre noir au goût

Directions:

1. Faites chauffer une poêle avec l'huile et le ghee à feu moyen-vif, ajoutez les crevettes et laissez cuire 2 minutes.
2. Ajouter l'ail, mélanger et cuire encore 4 minutes.
3. Ajoutez le jus de citron, le zeste de citron, salez et poivrez, mélangez, retirez du feu et servez.

Apprécier!

Nutrition:calories 149, lipides 1, fibres 3, glucides 1, protéines 6

Barramundi rôti

C'est un plat exceptionnel !

Temps de préparation : 10 minutes
Temps de cuisson : 12 minutes
Portions : 4

Ingrédients:

- 2 filets de barramundi
- 2 cuillères à café d'huile d'olive
- 2 cuillères à café d'assaisonnement italien
- ¼ tasse d'olives vertes, dénoyautées et hachées
- ¼ tasse de tomates cerises, hachées
- ¼ tasse d'olives noires, hachées
- 1 cuillère à soupe de zeste de citron
- 2 cuillères à soupe de zeste de citron
- Sel et poivre noir au goût
- 2 cuillères à soupe de persil haché
- 1 cuillère à soupe d'huile d'olive

Directions:

1. Frottez le poisson avec du sel, du poivre, des assaisonnements italiens et 2 cuillères à café d'huile

d'olive, transférez-le dans un plat allant au four et réservez pour le moment.
2. Pendant ce temps, dans un bol, mélangez les tomates avec toutes les olives, le sel, le poivre, le zeste et le jus de citron, le persil et 1 cuillère à soupe d'huile et mélangez bien le tout.
3. Placer le poisson au four à 400°F et cuire au four pendant 12 minutes.
4. Répartir le poisson dans les assiettes, garnir de sauce tomate et servir.

Apprécier!

Nutrition: calories 150, lipides 4, fibres 2, glucides 1, protéines 10

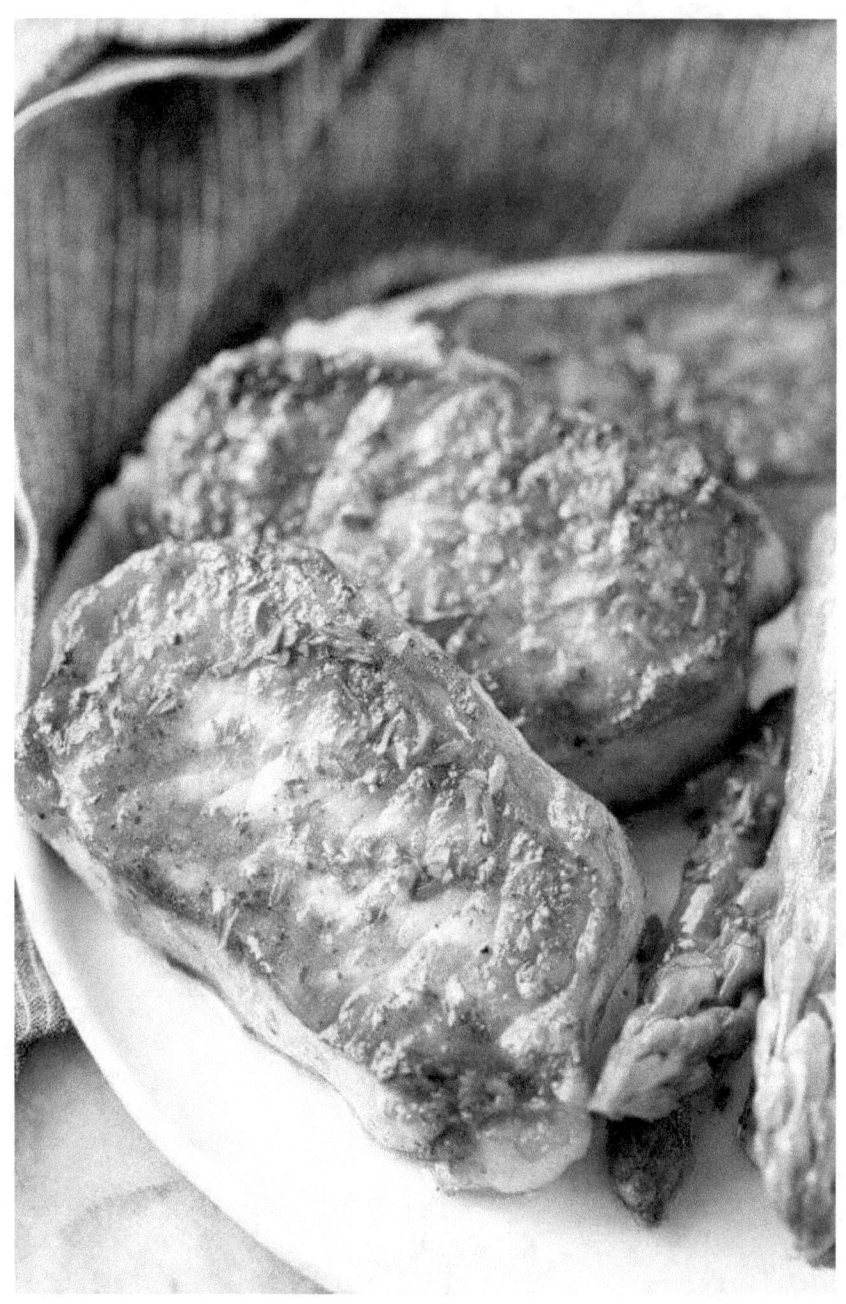

Salade De Sardines

C'est une salade d'hiver copieuse et nutritive que vous devez essayer bientôt !

Temps de préparation : 10 minutes
Temps de cuisson : 0 minutes
Portions : 1

Ingrédients:

- 5 onces de sardines en conserve à l'huile
- 1 cuillère à soupe de jus de citron
- 1 petit concombre, haché
- ½ cuillère à soupe de moutarde
- Sel et poivre noir au goût

Directions:
1. Égouttez les sardines, placez-les dans un bol et écrasez-les à la fourchette.
2. Ajoutez du sel, du poivre, du concombre, du jus de citron et de la moutarde, mélangez bien et servez froid.

Apprécier!

Nutrition: calories 200, lipides 20, fibres 1, glucides 0, protéines 20

Délice italien aux palourdes

C'est un délice italien spécial ! Servez ce plat étonnant à votre famille !

Temps de préparation : 10 minutes
Temps de cuisson : 10 minutes
Portions : 6

Ingrédients:

- ½ tasse de ghee
- 36 palourdes frottées
- 1 cuillère à café de flocons de piment rouge, écrasés
- 1 cuillère à café de persil haché
- 5 gousses d'ail, émincées
- 1 cuillère à soupe d'origan séché
- 2 tasses de vin blanc

Directions:

1. Faites chauffer une poêle avec le ghee à feu moyen, ajoutez l'ail, remuez et laissez cuire 1 minute.
2. Ajouter le persil, l'origan, le vin et les flocons de piment et bien mélanger.

3. Ajoutez les palourdes, mélangez, couvrez et laissez cuire 10 minutes.
4. Jetez les palourdes non ouvertes, versez les palourdes et leur mélange dans des bols et servez.

Apprécier!

Nutrition: calories 224, lipides 15, fibres 2, glucides 3, protéines 4

Saumon glacé à l'orange

Il faudra l'essayer bientôt ! C'est une délicieuse recette de poisson céto !

Temps de préparation : 10 minutes
Temps de cuisson : 10 minutes
Portions : 2

Ingrédients:

- 2 citrons, tranchés
- 1 livre de saumon sauvage, pelé et coupé en cubes
- ¼ tasse de vinaigre balsamique
- ¼ tasse de jus d'orange sanguine
- 1 cuillère à café d'huile de coco
- 1/3 tasse de marmelade d'orange, sans sucre ajouté

Directions:

1. Faites chauffer une casserole sur feu moyen, ajoutez le vinaigre, le jus d'orange et la confiture, mélangez bien, portez à ébullition 1 minute, baissez la température, laissez cuire jusqu'à épaississement un peu et retirez du feu.

2. Disposez les brochettes de saumon et les tranches de citron et badigeonnez-les d'un côté avec le glaçage à l'orange.
3. Badigeonner le gril de la cuisine d'huile de noix de coco et chauffer à feu moyen.
4. Placer les brochettes de saumon sur le grill, face glacée vers le bas, et cuire 4 minutes.
5. Retournez les brochettes, badigeonnez-les du reste du glaçage à l'orange et laissez cuire encore 4 minutes.
6. Sers immédiatement.

Apprécier!

Nutrition: calories 160, lipides 3, fibres 2, glucides 1, protéines 8

Délicieuse sauce au thon et chimichurri

Qui n'aimerait pas ce plat céto ?

Temps de préparation : 10 minutes
Temps de cuisson : 5 minutes
Portions : 4

Ingrédients:

- ½ tasse de coriandre hachée
- 1/3 tasse d'huile d'olive
- 2 cuillères à soupe d'huile d'olive
- 1 petit oignon rouge, haché
- 3 cuillères à soupe de vinaigre balsamique
- 2 cuillères à soupe de persil haché
- 2 cuillères à soupe de basilic haché
- 1 piment jalapeno, haché
- 1 lb de steak de thon pour sushi
- Sel et poivre noir au goût
- 1 cuillère à café de flocons de piment rouge
- 1 cuillère à café de thym haché
- Une pincée de poivre de Cayenne
- 3 gousses d'ail, émincées

- 2 avocats dénoyautés, pelés et tranchés
- 6 onces de bébé roquette

Directions:

1. Dans un bol, mélanger 1/3 tasse d'huile avec le jalapeno, le vinaigre, l'oignon, la coriandre, le basilic, l'ail, le persil, les flocons de piment, le thym, le poivre de Cayenne, le sel et le poivre, bien fouetter et laisser de côté pour l'instant.
2. Faites chauffer une poêle avec le reste de l'huile à feu moyen-vif, ajoutez le thon, assaisonnez de sel et de poivre, faites cuire 2 minutes de chaque côté, transférez sur une planche à découper, laissez refroidir un peu et coupez en tranches.
3. Mélangez la roquette avec la moitié du mélange de chimichurri que vous avez préparé et mélangez pour bien enrober.
4. Répartir la roquette dans les assiettes, garnir de tranches de thon, arroser du reste de sauce chimichurri et servir avec des tranches d'avocat en accompagnement.

Apprécier!

Nutrition: calories 186, lipides 3, fibres 1, glucides 4, protéines 20

Bouchées de saumon et sauce chili

C'est une combinaison excellente et super savoureuse !

Temps de préparation : 10 minutes
Temps de cuisson : 15 minutes
Portions : 6

Ingrédients:

- 1 ¼ tasse de noix de coco, séchée et non sucrée
- 1 livre de saumon, en cubes
- 1 oeuf
- Sel et poivre noir
- 1 cuillère à soupe d'eau
- 1/3 tasse de farine de noix de coco
- 3 cuillères à soupe d'huile de coco

Pour la sauce:

- ¼ cuillère à café d'agar-agar
- 3 gousses d'ail, émincées
- ¾ tasse d'eau
- 4 piments rouges thaïlandais, hachés
- ¼ tasse de vinaigre balsamique
- ½ tasse de stévia

- Une pincée de sel

Directions:
1. Dans un bol, mélangez la farine avec le sel et le poivre et mélangez.
2. Dans un autre bol, fouettez l'œuf et 1 cuillère à soupe d'eau.
3. Mettez la noix de coco dans un troisième bol.
4. Trempez les cubes de saumon dans la farine, l'œuf puis la noix de coco et disposez-les dans une assiette.
5. Faites chauffer une poêle avec l'huile de coco à feu moyen-vif, ajoutez les morceaux de saumon, faites cuire 3 minutes de chaque côté et transférez sur du papier absorbant.
6. Faites chauffer une poêle avec ¾ tasse d'eau à feu vif, saupoudrez d'agar agar et portez à ébullition.
7. Cuire 3 minutes et retirer du feu.
8. Dans votre mixeur, mélangez l'ail avec les piments, le vinaigre, la stevia et une pincée de sel et mélangez bien.
9. Transférer dans une petite poêle et chauffer à feu moyen-vif.
10. Remuer, ajouter le mélange d'agar et cuire 3 minutes.
11. Servir les morceaux de saumon avec la sauce chili en accompagnement.

Apprécier!

Nutrition: calories 50, lipides 2, fibres 0, glucides 4, protéines 2

palourdes irlandaises

C'est une excellente idée pour votre dîner !

Temps de préparation : 10 minutes
Temps de cuisson : 10 minutes
Portions : 4

Ingrédients:

- 2 livres de palourdes, frottées
- 3 onces de bacon
- 1 cuillère à soupe d'huile d'olive
- 3 cuillères à soupe de beurre clarifié
- 2 gousses d'ail, hachées
- 1 bouteille de cidre infusé
- Sel et poivre noir au goût
- Jus de ½ citron
- 1 petite pomme verte, hachée
- 2 thym printanier, haché

Directions:

1. Faites chauffer une poêle avec de l'huile à feu moyen-vif, ajoutez le bacon, faites frire pendant 3 minutes et baissez la température à moyen.

2. Ajouter le ghee, l'ail, le sel, le poivre et les échalotes, mélanger et cuire 3 minutes.
3. Augmentez à nouveau le feu, ajoutez le cidre, mélangez bien et laissez cuire 1 minute.
4. Ajoutez les palourdes et le thym, couvrez la poêle et laissez mijoter 5 minutes.
5. Retirez les palourdes non ouvertes, ajoutez le jus de citron et les morceaux de pomme, mélangez et répartissez dans des bols.
6. Servir chaud.

Apprécier!

Nutrition: calories 100, lipides 2, fibres 1, glucides 1, protéines 20

Pétoncles poêlés et raisins rôtis

Une occasion spéciale appelle un plat spécial ! Essayez ces pétoncles céto !

Temps de préparation : 5 minutes
Temps de cuisson : 10 minutes
Portions : 4

Ingrédients:

- 1 lb de pétoncles
- 3 cuillères à soupe d'huile d'olive
- 1 échalote, hachée
- 3 gousses d'ail, émincées
- 2 tasses d'épinards
- 1 tasse de bouillon de poulet
- 1 tête de laitue romanesco
- 1 ½ tasse de raisins rouges, coupés en deux
- ¼ tasse de noix grillées et hachées
- 1 cuillère à soupe de beurre clarifié
- Sel et poivre noir au goût

Directions:

1. Placez le romanesco dans votre robot culinaire, mélangez et transférez dans un bol.
2. Faites chauffer une poêle avec 2 cuillères à soupe d'huile à feu moyen-vif, ajoutez les échalotes et l'ail, remuez et laissez cuire 1 minute.
3. Ajouter le romanesco, les épinards et 1 tasse de bouillon, remuer, cuire 3 minutes, mixer avec un mixeur plongeant et retirer du feu.
4. Faites chauffer une autre poêle avec 1 cuillère à soupe d'huile et le beurre clarifié à feu moyen-vif, ajoutez les Saint-Jacques, assaisonnez de sel et de poivre, laissez cuire 2 minutes, retournez et faites dorer encore 1 minute.
5. Répartir le mélange romanesco dans les assiettes, ajouter les pétoncles séparément, garnir de noix et de raisins et servir.

Apprécier!

Nutrition: calories 300, lipides 12, fibres 2, glucides 6, protéines 20

Huîtres Et Pico De Gallo

C'est savoureux et très délicieux !

Temps de préparation : 10 minutes
Temps de cuisson : 10 minutes
Portions : 6

Ingrédients:

- 18 huîtres frottées
- Une poignée de coriandre hachée
- 2 tomates hachées
- 1 piment jalapeno, haché
- ¼ tasse d'oignon rouge, finement haché
- Sel et poivre noir au goût
- ½ tasse de fromage Monterey Jack, râpé
- 2 citrons verts, coupés en quartiers
- Jus d'1 citron vert

Directions:

1. Dans un bol, mélanger l'oignon avec le jalapeño, la coriandre, les tomates, le sel, le poivre et le jus de citron vert et bien mélanger.

2. Placez les huîtres sur le gril préchauffé à feu moyen-vif, couvrez le gril et laissez cuire 7 minutes jusqu'à ce qu'elles s'ouvrent.
3. Transférez les huîtres ouvertes dans une assiette résistante à la chaleur et jetez les huîtres non ouvertes.
4. Couvrez les huîtres avec le fromage et placez-les sur le grill préchauffé pendant 1 minute.
5. Disposez les huîtres sur une assiette de service, décorez chacune avec le mélange de tomates préalablement préparé et servez avec des quartiers de citron vert en accompagnement.

Apprécier!

Nutrition: calories 70, lipides 2, fibres 0, glucides 1, protéines 1

Calamars grillés et savoureux guacamole

Les calamars se marient parfaitement avec le délicieux guacamole !

Temps de préparation : 10 minutes
Temps de cuisson : 10 minutes
Portions : 2

Ingrédients:

- 2 calamars moyens, tentacules séparés et tubes incisés longitudinalement
- Un filet d'huile d'olive
- Jus d'1 citron vert
- Sel et poivre noir au goût

Pour le guacamole :

- 2 avocats dénoyautés, pelés et hachés
- Quelques brins de coriandre hachée
- 2 piments rouges, hachés
- 1 tomate, hachée
- 1 oignon rouge, haché
- Jus de 2 citrons verts

Directions:

1. Assaisonner les calamars et les tentacules de calamar avec du sel, du poivre, un filet d'huile d'olive et bien masser.
2. Placer sur le gril préchauffé à feu moyen-vif, côté rainuré vers le bas et cuire pendant 2 minutes.
3. Retourner et cuire encore 2 minutes et transférer dans un bol.
4. Ajoutez le jus d'un citron vert, mélangez pour bien enrober et réservez au chaud.
5. Placez l'avocat dans un bol et écrasez-le avec une fourchette.
6. Ajoutez la coriandre, les piments, la tomate, l'oignon et le jus de 2 citrons verts et mélangez bien le tout.
7. Répartir les calamars dans les assiettes, garnir de guacamole et servir.

Apprécier!

Nutrition: calories 500, lipides 43, fibres 6, glucides 7, protéines 20

Délice aux crevettes et au chou-fleur

Ça a l'air bon et ça a un goût incroyable !

Temps de préparation : 10 minutes
Temps de cuisson : 15 minutes
Portions : 2

Ingrédients:

- 1 cuillère à soupe de beurre clarifié
- 1 tête de chou-fleur, fleurs séparées
- 1 livre de crevettes, décortiquées et nettoyées
- ¼ tasse de lait de coco
- 8 onces de champignons, hachés grossièrement
- Une pincée de flocons de piment
- Sel et poivre noir au goût
- 2 gousses d'ail, hachées
- 4 tranches de bacon
- ½ tasse de bouillon de bœuf
- 1 cuillère à soupe de persil finement haché
- 1 cuillère à soupe de ciboulette hachée

Directions:

1. Faites chauffer une poêle à feu moyen-vif, ajoutez le bacon, faites cuire jusqu'à ce qu'il soit croustillant, transférez-le sur du papier absorbant et laissez de côté.
2. Faites chauffer une autre poêle avec 1 cuillère à soupe de graisse de bacon à feu moyen-vif, ajoutez les crevettes, faites cuire 2 minutes de chaque côté et transférez dans un bol.
3. Réchauffez la poêle à feu moyen, ajoutez les champignons, remuez et laissez cuire 3-4 minutes.
4. Ajouter l'ail, les flocons de piment, mélanger et cuire 1 minute.
5. Ajoutez le bouillon de bœuf, salez, poivrez et remettez également les crevettes dans la poêle.
6. Remuer, cuire jusqu'à ce que tout épaississe un peu, retirer du feu et réserver au chaud.
7. Pendant ce temps, placez le chou-fleur dans votre robot culinaire et hachez-le.
8. Placez-le dans une poêle chauffée à feu moyen-vif, remuez et laissez cuire 5 minutes.
9. Ajouter le ghee et le beurre, mélanger et mixer à l'aide d'un mixeur plongeant.
10. Ajoutez du sel et du poivre au goût, mélangez et répartissez dans des bols.
11. Garnir du mélange de crevettes et servir avec du persil et de la ciboulette parsemés.

Apprécier!

Nutrition:calories 245, lipides 7, fibres 4, glucides 6, protéines 20

Saumon farci aux crevettes

Elle deviendra bientôt l'une de vos recettes céto préférées !

Temps de préparation : 10 minutes
Temps de cuisson : 25 minutes
Portions : 2

Ingrédients:

- 2 filets de saumon
- Un filet d'huile d'olive
- 5 onces de crevettes tigrées, pelées, nettoyées et hachées
- 6 champignons, hachés
- 3 oignons verts, hachés
- 2 tasses d'épinards
- ¼ tasse de noix de macadamia, grillées et hachées
- Sel et poivre noir au goût
- Une pincée de muscade
- ¼ tasse de mayonnaise

Directions:

1. Faites chauffer une poêle avec de l'huile à feu moyen-vif, ajoutez les champignons, les oignons, salez et poivrez, mélangez et laissez cuire 4 minutes.
2. Ajoutez les noix de macadamia, mélangez et laissez cuire 2 minutes.
3. Ajouter les épinards, mélanger et cuire 1 minute.
4. Ajouter les crevettes, mélanger et cuire 1 minute.
5. Retirer du feu, laisser reposer quelques minutes, ajouter la mayonnaise et la muscade et bien mélanger.
6. Faites une incision longitudinale dans chaque filet de saumon, saupoudrez de sel et de poivre, divisez les épinards et les crevettes en incisions et disposez-les sur un plan de travail.
7. Faites chauffer une poêle avec un peu d'huile à feu moyen-vif, ajoutez le saumon farci côté peau vers le bas, laissez cuire 1 minute, baissez la température, couvrez la poêle et laissez cuire 8 minutes.
8. Cuire 3 minutes, répartir dans les assiettes et servir.

Apprécier!

Nutrition: calories 430, lipides 30, fibres 3, glucides 7, protéines 50

Saumon glacé à la moutarde

C'est l'un de nos plats de saumon céto préférés ! Vous ressentirez la même chose !

Temps de préparation : 10 minutes
Temps de cuisson : 20 minutes
Portions : 1

Ingrédients:

- 1 gros filet de saumon
- Sel et poivre noir au goût
- 2 cuillères à soupe de moutarde
- 1 cuillère à soupe d'huile de coco
- 1 cuillère à soupe d'extrait d'érable

Directions:

1. Dans un bol, mélanger l'extrait d'érable avec la moutarde et bien fouetter.
2. Assaisonner le saumon avec du sel et du poivre et badigeonner le saumon avec la moitié du mélange de moutarde

3. Faites chauffer une poêle avec de l'huile à feu moyen-vif, placez la chair du saumon vers le bas et laissez cuire 5 minutes.
4. Badigeonner le saumon avec le reste du mélange de moutarde, transférer dans un plat allant au four, cuire au four à 425 degrés et enfourner 15 minutes.
5. Servir avec une délicieuse salade d'accompagnement.

Apprécier!

Nutrition: calories 240, lipides 7, fibres 1, glucides 5, protéines 23

Plat de saumon incroyable

Vous le ferez encore et encore !

Temps de préparation : 10 minutes
Temps de cuisson : 15 minutes
Portions : 4

Ingrédients:

- 3 tasses d'eau glacée
- 2 cuillères à café de sauce sriracha
- 4 cuillères à café de stévia
- 3 échalotes hachées
- Sel et poivre noir au goût
- 2 cuillères à café d'huile de lin
- 4 cuillères à café de vinaigre de cidre de pomme
- 3 cuillères à café d'huile d'avocat
- 4 filets de saumon moyens
- 4 tasses de bébé roquette
- 2 tasses de chou, finement haché
- 1 ½ cuillères à café d'assaisonnement jerk jamaïcain
- ¼ tasse de pépites, grillées
- 2 tasses de radis pastèque, coupés en julienne

Directions:
1. Mettez l'eau glacée dans un bol, ajoutez l'échalote et laissez de côté.
2. Dans un autre bol, mélangez la sauce sriracha avec la stevia et mélangez bien.
3. Transférez 2 cuillères à café de ce mélange dans un bol et mélangez avec la moitié de l'huile d'avocat, de l'huile de lin, du vinaigre, du sel et du poivre et mélangez bien.
4. Saupoudrer l'assaisonnement jerk sur le saumon, frotter avec le mélange de sriracha et de stevia et assaisonner de sel et de poivre.
5. Faites chauffer une poêle avec le reste de l'huile d'avocat à feu moyen-vif, ajoutez le saumon, côté chair vers le bas, laissez cuire 4 minutes, retournez et laissez cuire encore 4 minutes et répartissez dans les assiettes.
6. Dans un bol mélangez les radis avec le chou et la roquette.
7. Ajouter le sel, le poivre, la sriracha et le vinaigre et bien mélanger.
8. Ajoutez-le aux filets de saumon, arrosez du reste de sauce sriracha et stevia et décorez de pepitas et d'oignons verts égouttés.

Apprécier!

Nutrition:calories 160, lipides 6, fibres 1, glucides 1, protéines 12

www.ingramcontent.com/pod-product-compliance
Lightning Source LLC
Chambersburg PA
CBHW070407120526
44590CB00014B/1301